給過動兒父母的八把金鑰

8 KEYS TO PARENTING CHILDREN WITH ADHD

作者／辛蒂・戈德里奇（Cindy Goldrich）
譯者／吳侑達、孟瑛如

8 KEYS TO PARENTING CHILDREN WITH ADHD

CINDY GOLDRICH

這是一本愛與憐憫之作，在此獻給所有受過動症影響的家長、兄弟姊妹、教育從業人員和身旁有過動症患者的朋友，期盼能為你們帶來希望。

另外，也將愛與感謝獻給我的先生 Steven，以及兩個孩子 Carly 和 Ben。感謝你們對我的支持、指引和無條件的信賴。

各界好評

「若你的孩子有過動症，『一般』的教養方式是行不通的。作者戈德里奇的相關經驗和知識皆豐富至極，從這本書可以一窺她所設計的教養策略，為過動症所苦的家長必然會受益良多。她不只帶領家長認識自己的孩子（過動症比你想像中複雜多了！），也指引他們該如何傳授重要的生活技巧給孩子。《給過動兒父母的八把金鑰》內容非常精彩，必然會讓你想一讀再讀、與人分享。」

——莎拉．芮特（Sarah D. Wright），
ADHD Coaching Matters: The Definitive Guide 一書作者

「對家有過動兒的家長而言，這本書會是你充滿智慧的友伴和個人的輔導員。本書收錄眾多有用的教養策略，例如保持包容的態度、多加鼓勵及給予孩子正面關注，可說是極富教育意義，必然會大幅增進家長的信心。閱讀本書，就好像戈德里奇本人陪你一起走過種種挑戰，時時提醒你『自己的孩子就要好好教養』，並提供一系列實用的資訊。希望給孩子最好的家長，千萬不能錯過！」

——瑪莉蓮．普萊絲—米歇爾（Marilyn Price-Mitchell），
美國知名發展心理學家

「作者戈德里奇是相當為人敬重的過動症輔導員和教育家，這本書涵蓋許多絕妙的建議，必然能幫助家長應付家中的過動兒。從自身豐富且廣泛的專業經驗出發，戈德里奇提供了相當有見地的概念和策略，而這些都是讀者在其他著作中找不到的。對

所有父母、照護人員或與過動症患者一同工作和生活的人來說，這本書都非常值得一讀。」

——唐娜・嘉福那（Donna Geffner），
美國聖約翰大學（St. John's University）言語和聽覺中心教授及長島聽力學博士生學術交流基金會主任

「家有過動兒嗎？這是一本為你而寫的指南！每一位想要幫助孩子成功，並維繫家中平和的家長，不能不讀這本書！作者戈德里奇在書中詳述過動症成因、列舉家長會碰到的各種問題，並善用實例，針對如何協助孩子開始寫作業、轉移至下一項任務上、乖乖就寢，還有如何處理他們的叛逆行為，提出了具體實用的建議。不論你的孩子目前是否在服用過動症的藥物，這本書的內容都值得一讀。我絕對會推薦這本書給來求診的家長！」

——凱芮・菲爾絲汀（Kerry Fierstein），
聯合醫師集團（Allied Physicians Group）小兒科醫師暨醫療總監

目錄

作譯者簡介 v

前言 vi

作者序 x

譯序一 xvii

譯序二 xix

金鑰 *1* — 過動症對行為、學業及社交技巧有什麼影響？一次搞清楚！ 001

金鑰 *2* — 冷靜，真的很重要！ 037

金鑰 *3* — 加強連結，這是孩子的救命繩索！ 055

金鑰 *4* — 沒有良好的溝通，哪來合作、聽話與正向行為？ 073

金鑰 *5* — 親子同心，其利斷金！教導孩子合作的重要 095

金鑰 *6* — 規則清楚，標準一致，讓孩子有所依據 119

金鑰 *7* — 後果要有意義，要能創造價值、帶來影響 139

金鑰 *8* — 爸媽的選擇／孩子的選擇 165

附錄 191

參考資源 200

參考文獻 205

作者簡介

辛蒂・戈德里奇（Cindy Goldrich）

心理衛生諮商師，也是專業的過動症輔導員。她除了著有《給過動兒父母的八把金鑰》，也是大受好評的工作坊「保持冷靜和建立連結：如何教養過動兒」（Calm and Connected: Parenting Kids with ADHD）的創辦人。

譯者簡介

吳侑達

國立臺灣大學翻譯碩士學位學程就讀中。

信箱：arikwu2015@gmail.com

孟瑛如

美國匹茲堡大學特殊教育博士

國立清華大學特殊教育學系教授

前言

注意力缺陷過動症（attention deficit hyperactivity disorder, ADHD；以下簡稱過動症）帶來的影響不容忽視。報紙上幾乎每天都有報導，揭露有多少孩童被診斷患有過動症，其數目之多，令人訝異。網路上相關的討論也層出不窮，連電視的談話性節目也時常討論過動症，爭論究竟哪種治療方法比較有效。或許有人會質疑媒體只是過度渲染、誇大其辭，但仔細檢視數據就會發現，過動症確診病例確實不斷增加，而其中孩童又占了多數。舉例來說，美國疾病控制及預防中心（CDC）網站上的資料便顯示，確定患有過動症的孩童出乎意外的多，目前估計至少有超過 11% 的孩童。從 1997 年到 2006 年，患過動症的孩童平均每年增加 3%；2003 年開始到 2011 年期間，數字更是攀升至每年 5%，而男孩得病的比例整整多出女孩一倍。不僅如此，即便患者長大成人，許多症狀依舊會如影隨形。對家庭及學校來說，這都是很棘手的問題。但是家長究竟能做些什麼呢？就現今的情形來看，多達 75% 的過動症孩童有固定服藥，所以最有效的方法似乎便是依靠藥物控制了。然而，即便處方藥能幫助緩解症狀，孩子還是必須學習及強化生活技能。《給過動兒父母的八把金鑰》的出版不但即時，也大大補足了現有資訊的不足。全書內容豐富、符合時需，除了能提供家長面對用藥問題時的資訊與協助，也傳授大量策略、工具及技巧，可以配合藥物治療一同進行，在某些個案上甚至能夠取代藥物使用。

除此之外，戈德里奇在書中有許多名言佳句，其中「自己的孩子就要好好教養」縱貫全書，總結她對過動症教育的信念。正是因為擁有這樣的智慧，戈德里奇才會如此這般不同於其他專家，她知道過動症並不僅是一連串的症狀，也知道每個孩子都是獨一無二。對她來說，撫養過動症的孩子沒有萬用的方法，所以本書自然也不會提供類似的解方。戈德里奇幫助家長看見自己孩子的需求，輔助引導他們依此調整自己的教養方式，這也是為什麼她非常適合撰寫本書。另外，她從事相關工作數十年，經驗豐富，深知如何協助家長照顧過動症的孩子，以及引導他們度過一路上的種種挑戰。不論碰上了什麼狀況，她都會作為你的後盾。

家中有過動症孩子的家長會遭遇無數挑戰。然而，就像天下所有父母一樣，他們也希望給孩子最好的一切。可是引導過動症的孩子並不容易，家長感到挫折、絕望都時有所聞，但只要用對方法，不論是短期或是橫跨孩子的一生，引導的過程其實也可以樂在其中、令人興奮欣喜，甚至最終取得成功。戈德里奇對過動症的看法相當樂觀，她認為其成因主要是由於大腦的「執行功能」（executive function）未能發展完全。「執行功能」指的是一系列必備的認知能力，例如：構思及達成目標的能力、自我控制、延遲享樂等。由於過動症的孩子通常會缺乏或是不具備這些能力，因此本書中所收錄的教學策略都是經過特別設計，以求有效增強大腦的「執行功能」。而且證據也一再顯示，對成功人士來說，有能力控制衝動以及延後享樂（兩者皆屬執行功能的能力）是非常重要的事。

沃爾特．米歇爾（Walter Mischel）是較早期投入相關科學研究，並進行過實驗的人。1970 年，他設計了一個實驗來測試學齡前兒童的「執行功能」。這個名詞當時還很少見，幾十年後才慢慢廣為人知，但其研究確實是在評估受試者該方面的發展。實驗後，米歇爾持續追蹤了這些孩童四十年，想知道他們未來的生活表現如何。這也是為何米歇爾的研究如此特別，以及為何該研究與本書要談的內容大有關係。這個實驗就是大家所熟知的「棉花糖實驗」，過程非常簡單。首先，測驗者會先提供兩項獎勵（棉花糖、椒鹽脆餅、動物餅乾等受歡迎的食物），受試的孩子可以從中選擇較喜歡的獎勵。接著，測驗者會告知孩子自己會離開房間一陣子，如果他可以等到測驗者回來，就能得到喜歡的獎勵。但如果孩子按鈴讓測驗者早點回來，他就只能得到較不喜歡的獎勵。這項實驗想要了解，孩子會運用怎樣的機制來幫助他們不受誘惑影響，並且能夠為了更好的獎勵而等候。有些受試者順利延遲享樂，得到了喜歡的獎勵；有些則失敗，只能屈就於其他獎勵。前面有提過，「執行功能」是一組可供孩童發展及運用的核心能力，而過動症的孩子特別缺乏這方面的能力。既然其發展對於過動症能否改善，以及孩子未來的展望如此重要，棉花糖的實驗自然能夠帶領我們進一步了解為何有些人這方面的能力發展完善，而有些人則不是。除此之外，米歇爾的研究也為這方面較弱勢的孩子，提供了不少可以幫助發展這些能力的方法，並且指出提早訓練出這些能力會給孩子帶來一輩子的好處。

不過，米歇爾的研究並沒有就此結束，他之後持續追蹤受試孩童長達四十年，比較有能力延遲享樂和沒能力延遲享樂的兩組孩子進入青春期及成年後的發展。這後續一系列的研究意義重大，因為其結果顯示教會孩子如何延遲享樂是相當重要的事，而對大多數過動症的孩子更是如此，因為不曉得如何延遲享樂正是他們所面臨的眾多挑戰之一。

近來，媒體高層和幼教老師逐漸發現，像電視及網路（尤其是YouTube）這種資訊可以快速傳遞的平臺，其實可以用來幫助孩童發展自身的「執行功能」。以下是我很喜歡的例子：

> 2013 年 5 月，前身是「兒童電視工作坊」的「芝麻街工作坊」，釋出了一支非常有趣的《芝麻街》搞笑模仿音樂短片，內容不但詼諧，還很具有教育意義，連參加我專業訓練課程的成年學員也愛死了。影片由餅乾怪獸（Cookie Monster）領銜主演，並且傳神地改編了愛卡娜女王（Icona Pop）2012 年的熱門歌曲〈I Love It〉，非常厲害。在影片中餅乾怪獸發現好幾塊巧克力脆片餅乾，酷愛餅乾的他內心天人交戰，不知道要馬上大快朵頤，還是要等一下再吃。他跟布偶群所唱的歌跟跳的舞示範了自我調節、自我控制、延遲享樂、正念，以及自我安撫等技巧。

如果想要觀看影片，請上 YouTube，並在搜尋欄鍵入「Me Want It (But Me Wait)」。

除此之外，本書也幫助讀者加強自己的「執行功能」，以進一步應付親職教養的種種挑戰。不僅如此，這其實也是幫助孩子加強他們的「執行功能」。就像是「把愛傳下去」的情節一樣，戈德里奇用她的「執行功能」強化你的「執行功能」，你再傳下去給自己的孩子。正是這樣積極正向的方法，讓她能夠幫助你點石成金，一步一步邁向雨過天青之日，即便孩子看似深陷泥沼，最終也能綻放出美麗的花朵。

8 Keys 系列叢書主編

芭別特・蘿絲喬爾德（Babette Rothschild）

作者序

「我沒有失敗，只是發現了一萬種行不通的方法。」

——湯瑪士・愛迪生（Thomas Edison）

他們不是故意要讓你失望。他們也不想生活如此充滿挑戰及困難，不管是對你，還是自己的生活都一樣。

正如有的孩子會有閱讀上的困難，過動症的孩子也會面對各種挑戰，他們在學習如何專心、掌控時間，以及使用工具時就常會碰到阻礙。不單如此，許多過動症孩子也無法忍受挫折、適應不同的情境，以及有效解決自己的問題。就像拆文解字需要指導一樣，過動症的孩子學習這些技巧時，可能也需要另外的幫助。

獎懲教不會他們任何技巧，但是「你」可以。過程中，你需要有無比的耐心及毅力、努力學習、盡力理解，以及追根究柢，而這一切努力絕對值得！

當然，無論你有沒有意識到這件事，對於如何教育孩子，我們其實都有自己的一套理念。這套理念會一直沿用下去，直到我們發現這些「直覺」或「邏輯」並沒有辦法達到預期的成效才會有所轉變。通常家長來尋求我協助時，都早已嘗試過許多不同的教養方式，也諮詢過不少人的建議（不請自來的那種也算）。總之，作為父母，有道難題我們必然會遇到，那就是何時該推孩子一把，何時又該收手靜觀。我們什麼時候應該給予孩子支持？什麼時候又該放手讓他們自行摸索，即便可能要冒著讓他們遭遇失敗或沮喪的風險？

對有些孩子來說，只要有安全、適宜成長的環境，加上適時給予指引及機會，他們的表現就能達到預期水準。但是，對某些孩子來說，即便我們付出所有的愛、窮盡所有的心力，似乎也不足以讓他們願意合作或是取得成功。這究竟是為什麼呢？難道我們「做錯」了嗎？但別急著指責他人或是怪罪自己，請先想想我們的孩子究竟有什麼樣的特質。

每個人的「組成」都不盡相同，體態及性格自然也有所差異，唯一的共通點就是出生時都沒有附上一份「使用說明」。因此，當我們意識到自己的孩子很不好應付時，情況通常已經相當棘手了。如果你又發現孩子無法專心、過於衝動，或是控制不了自己活動的強度，並且因此在生活中遇到不少困難，那麼你很有可能已經一腳踏入了過動症的世界。

衝動、精力過於旺盛，以及無法集中精神是過動症最常給人的印象，但在這趟旅程的一開始，讓我們好好來了解一下，除了這三點以外，過動症究竟是怎麼一回事。目前我們對過動症的認知，其實都是來自於過去數十年的研究，但事實上，你很快就會發現「注意力缺陷過動症」（ADHD）這個名詞並無法全然呈現家長及專業人員與這些孩子相處時的經驗。

只要你益發了解過動症是如何影響孩子的生活，對孩子的看法以及相處時的方法自然也會有所改變。如此一來，你便能幫助他們建立自信，以及培養適應不同情況的能力與生活技能。不僅如此，為了滿足孩子的需要，你會意識到調整自己的教養方式是多麼重要的一件事。可能需要重新建構自己對孩子及其所作所為的看法，可能需要改變對他們說話的方式，甚至可能必須重新安排家中的擺設，以及自己的人生計畫。

這樣的教養方式我稱之為「自己的孩子就要好好教養」，身為親職教育工作者，這便是我一直以來所做的工作。撫養孩子長大的過程中，身旁的親朋好友或老師可能會出於好意給予很多建議，告訴你該如何「指引」或是「導正」孩子，但你一定得學會相信自己內心的聲音，找出符合孩子需求的教養方式。不同的人有不同的方式，有些可能要進一步嚴加管教；或者有的是多給予一些引導及支持；也可能是要減少要求孩子擔負特定的責任，或是不要太過於期待孩子能在短期內有所改變。在本書接下來的內容中，我們會一起深入探索，並解決這些問題。

對許多有過動孩子的家庭而言，生活中充滿著混亂、壓力、爭論，以及不確定，令人疲乏到了極點，不少人甚至懷疑孩子會不會是因為想要博取注意力，才會這麼調皮搗蛋。雖然研究及實際經驗已經證實多半不是這樣，但多數家長不知道這件事，也不曉得該如何有效管教孩子，所以最後都會變得相當「訓練有素」——不再過問功課，不再管孩子是否電腦玩個沒完，也不再正面與孩子衝突，免得自己一再失望。我們之後會更深入探討這方面的問題，不過這裡還是要先行說明，當孩子遇到問題時，他們通常會利用「行為」而非「技巧」來解決問題。舉例來說，如果孩子想吃店裡賣的糖果，他很可能會選擇大吵大鬧（一種行為）到父母屈服為止，而不是理性討論（運用適當的溝通技巧），或是乾脆接受沒糖果可吃的事實（挫折忍耐力）。要是面對問題時，孩子（甚或是成人）總是不想利用技巧解決，那麼很可能會發展出有害的行為模式。而如果家長認為只要忽略這些不好的行為，他們吸引不到注意力，自然不會繼續這麼做，這樣其實無法幫助孩子發展正面的行為模式，只會讓他們變本加厲，一次比一次誇張。

我之所以會寫這本書，其實就是想要幫助家長在肩負教養的重責大任時，還可以兼顧自身的健康及家中其他成員的生活品質。我希望你在思考如何教養孩子時，能夠因為讀了這本書而對自己的決定有信心，也希望有助於你減少一些壓力及疑慮。

我會著重在家長該如何恢復家中秩序，重獲掌控權。多數人不太習慣將「掌控」及教育孩子連在一起，因為那會讓人覺得自己「過於嚴苛」。然而，家長必須意識到某些孩子其實很需要有個領袖或嚮導來掌控一切，因為這樣會給他們帶來安全感及自信心。

除此之外，身為專業親職教育工作者，我鼓勵家長培養打破砂鍋探究到底的精神，別太急著下定論，要對一切事物抱持好奇。孩子會有難搞的行為出現，但請試著了解背後成因。身為父母一定要了解孩子的喜惡和天賦，以及他們生活中有哪些部分特別需要協助，這樣一來才能找到適當的工具及策略，真正走進孩子的生活，進而引導、激勵他們。所以，在本書中，我也會討論該如何訓練親子間有效的溝通技巧，幫助雙方增進解決衝突的能力。

身為父母也要為自己所做的決定負責，接下來我會不斷提到這點。不只如此，你得有意識地幫孩子設計一套有所依據的原則，然後確實照著規則行事。你的教養方式不再是受制於孩子，而是要主動出擊，先發制人。本書還會幫助你去信任、接納自己，並且建立親子間的信任關係。就像我一開始說的，你要學著「自己的孩子就要好好教養」。

這些年下來，我發現了不少很棒的教養觀念和技巧，除了可以大大增進家庭關係，還可以讓家庭更快樂穩定。接下來我也會一併分享這些方法，其中有些可能不太合你的胃口，但我鼓勵你每種都可以試試看。

如果有人明明患有過動症，但沒有被診斷出來，也沒有接受治療，有許多數據顯示後果可能會非常危險，而這的確是事實，過動症患者離婚、進監牢、濫用毒品、非自願性失業、負債的比率皆比一般人還高。不過，只要父母親願意把孩子的症狀當成一道需要跨越的藩籬，或是一次值得把握的大好機會，而不是詛咒或人格缺陷，他們其實也可以活出獨一無二的精彩人生。我相信每個孩子都是智慧的寶庫且充滿創造力，他們的人生道路可能崎嶇難行，但只要願意投入時間，這些阻礙並非無法越過。

親朋好友出於好意會想給你建議，但遺憾的是，現在還是很多人不曉得過動症真正的影響，也不知道有什麼相關的資源可以使用。所以，要是他們沒有親自撫養過過動症的孩子，或是不懂這方面的知識，那麼還是忽略他們的意見比較好。想知道有哪些資訊跟資源可以利用，不妨參見書末參考資源的內容。

每個孩子都需要知道自己的極限何在，對過動症的孩子而言尤其如此，因為他們在生活中會遇到更多的問題。過動症的孩子並不適用一般的規則，因為他們比其他小孩更容易激怒家長。如果你有這種感覺的話，先不論好壞，這絕不是錯覺。然而，雖然他們異常獨立、固執，要做事時總是質疑個沒完，這些特質在未來其實反而有可能帶來不少好處，父母需要的只是找到適當的工具來幫助他們。有這樣充滿創意和活力的獨立思考者在家裡其實是非常幸運的事，他們甚至會促使家長去反思自己的動機跟期望，深入的程度也許連家長本身都始料未及。總之，好消息就是人類的大腦並非一成不變，它一直到人成年後都還會成長，這也是為何你應該要積極介入引導孩子。努力並非一朝一夕便能看見成果，但你傳授給孩子的工具及策略會像種子一樣在他們心底扎根。某一天，你會出乎意料地發現孩子竟然開始照著很久以前你所教的方法做事，而在此之前，他可是一直都表現得非常抗拒呢。

要確實改變孩子的行為，需要持續不斷努力。而且如果你願意嘗試的話，這也會是個人成長的良機。只要依循「自己的孩子就要好好教養 」的原則，你就能夠幫助孩子成長茁壯，而你也會變得更快樂、壓力更少、時間更充裕，家中有更多溫暖，彼此的關係也會更加緊密，種種好處絕對值得努力。

本書內容主要來自我所策畫的工作坊「保持冷靜和建立連結：如何教養過動兒」，共有七堂課，辦理至今已經幫助過上百名的家長。書中列舉的方法適用於所有年齡層的孩子，直到他們真正「開竅」，能夠自立自強為止，有些方法能帶來立竿見影的效果，有些則因為要等孩子打破舊有行為模式，學習新的技巧，建立互信，所以會花上一些時間。我建議你每次讀完一章，可以掩卷幾天再進到下一章，畢竟裡面有不少概念和活動都需要時間思考及付諸實行。

書中每章的結尾處都有一個「重要概念」的單元，收錄足以總結該章節內容的重點佳句。你可以考慮寫下這些句子，貼在看得到的地方，然後每天訂個時間將每句都重讀一次，這樣一來，也許你會覺得比較容易記憶並實際應用本書的內容。

除此之外，在書中我也提供了一些活動給你參考。有些適合自己做，有些要與另一半合作，甚至還有些是要跟孩子一同進行。你希望看到改變，這些活動將幫你達成願望。

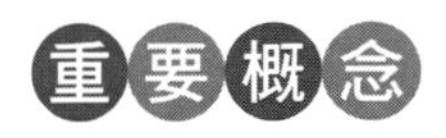

自己的孩子就要好好教養。

回家作業

欣賞一下這首詩吧。

優秀的我（The Wonderfulness of Me）[1]

注意力缺陷過動症，
就是我特別之處的總和。
我不是瘋了，請你仔細看清楚，
無關好壞，這就是我獨特的姿態。
我像是「麻瓜」世界裡的天才巫師，
也難怪總是挫折和失望。

我的思緒漂流，好像心不在焉，
但請相信我，我發誓事實並非如此。
我的思緒漫遊，你的不耐滋生，
但你不曉得我思考的問題究竟有多深。

1　作者為羅伯特・圖迪斯柯（Robert M. Tudisco），作家、服務身心障礙者的公益律師、過動症患者。作品使用已經本人授權 ©Robert M. Tudisco。

滿腦創意思維，只是在深思中迷了路，
卻讓人以為我是無法雕琢的朽木。

我知道和我相處令你憂鬱，
但就這麼一次，何不設身處地一回。
我眼中的世界會令你驚豔，
我的思維如此迅捷，如此喧囂。

我既不笨也不懶，要是你知道，
我要像你一樣思考有多困難那就好了。
但正因為我是我，所以就像是第二天性一般，
我能看得見你所看不到的風景。
一成不變是我最大的恐懼，
因為我的反應快如閃電，能夠輕易換檔。
當危機襲來，我可以沉靜自若，
因為我有莫札特、愛迪生、邱吉爾，還有好多人的陪伴。

所以請像我對你一樣有耐心，
久候不至的寬容，只要再多一點就好。
請試著了解我，還有我的過動症，
因為那是我為何會如此優秀的原因。

譯序一

《給過動兒父母的八把金鑰》終於出版了，感謝另一位譯者孟瑛如老師的時時襄助，也感謝心理出版社林敬堯總編輯及林汝穎編輯的努力。

翻譯這本書的時候，我常常訝異於特殊教育領域的博大精深。表面上，注意力缺陷過動症（以下簡稱過動症）好像是人人都關心的議題，但實際上，我們對它的理解卻是少得可憐。在多數人的印象中（或者至少我是如此），過動症的孩子似乎就是飛揚跳脫，就是會到處追趕跑跳碰，不弄個雞飛狗跳，絕不善罷甘休。然而，他們其實也有「極度專注」（hyperfocused）的一面，任憑家長三催四請，也不願意起身做其他事。另外，至今仍有不少人認為過動症只會發生在小朋友身上，一旦長大就會自然消失，但殊不知過動症與大腦的「執行功能」大有關係，若沒有妥善照料，症狀還是可能持續至成年以後。

根據研究，在臺灣的青少年及兒童族群中，過動症發生率約在 7.5% 至 9% 之間。依此計算，國內大概有二十多萬名青少年和兒童受過動症所苦。他們也許是我們的朋友、親人，甚或是子女。這麼龐大的族群存在於你我之間，但我們對這項疾病的了解卻是如此不足，實在不是一件值得高興的事。

那麼，我們該怎麼做呢？

或許，你可以詳讀這本書。本書作者辛蒂．戈德里奇十分用心，不但鉅細靡遺地陳述過動症的成因，也大方分享許多令人受用無窮的教養策略。對過動症所知不多的讀者，必然能收穫滿滿；而原本就頗有研究的人，想必也可以藉此更上一層樓。

作者在第一把金鑰中，先以相當的篇幅詳述過動症帶來的各種影響，讓人充分認識到這項疾病的來龍去脈，並且徹底搞懂不同的治療方法。在接下來的七把金鑰中，她則一一介紹各項重要的教養觀念，希望讀者能夠融會貫通，最終「搭建起一個堅實穩固的家」。值得注意的是，我們大概很難找到一套通用的教養準則，因此，她在書中也反覆強調，每一個孩子都是「獨一無二的」。父母要因人制宜，為孩子量身打造最適合他的教養方式，而非書中說什麼就照單全收。我相當同意這點。

除此之外，翻譯期間，我時常驚嘆於戈德里奇文筆之流暢清晰，以及觀念闡述之平易近人。這絕非易事，因為有太多專家囿於自身的專業知識，結果忽略了「跟大眾溝通意願」的重要，根本難以將知識傳播出去。我希望自己的翻譯有捕捉到她的這點特色，不至於讓讀者有「抓頭搔耳、百思不得其解」的情況。

最後，面對過動症我們並非無能為力。只要以藥物治療，搭配良好的教養方式和妥善的行為訓練，症狀便能大幅緩解，孩子也更可能取得成功。因此，希望每位讀這本書的人，無論您是家長或是教育工作者，都能從中獲取所需的資訊，並陪伴孩子走出難關，迎接大雨過後的燦爛彩虹。

吳侑達謹識

譯序二

當心理出版社林敬堯總編輯將英文版 *8 Keys to Parenting Children with ADHD* 一書給我，問我有無意願翻譯時，因為當時手上有許多工作正在進行，其實有點猶豫，但略讀後，便為其內容實用性以及文字流暢性深深吸引，幾乎是立即回信答應敬堯總編這項工作，而這是我第一次接翻譯一本書的工作。

著手翻譯時，才發覺自己受到挑戰，因我一向是個獨立創作者，習慣用自己的文字與風格表達，但翻譯時必須捨棄自我，進入另一位作者的文字風格與思想中，在意譯與直譯間有許多斟酌之處。這時幸得當時就讀輔仁大學跨文化研究所翻譯學碩士班，現就讀臺灣大學翻譯碩士學位學程的吳侑達協助，於是在我提供特殊教育針對注意力缺陷過動症（以下簡稱過動症）兒童的專業建議，他提供翻譯上的專業見解下，合力完成這本書的翻譯工作。

因為有吳侑達的協助，讓我得以從容地由讀者角度細讀這本書，由作者辛蒂・戈德里奇的觀點重新檢視過動症父母可能及可以的教養策略。作者澄清父母的教養盲點，也相對應提供具體可行的教養策略，熟讀之後才能翻譯，但熟讀之餘，真有打開一本書就是閱覽每位作者人生與思想的驚嘆，在忙碌工作下硬擠出來固定的翻譯時程裡，每次接觸這本書都讓自己覺得在專業領域裡有更上一層樓的感覺。尤其作者在書中每章的結尾處都有一個「重要概念」的單元，收錄足以總結該章節內容的名言佳句，協助讀者比較容易記憶和實際應用本書的內容。

也因為與吳侑達合作，讓我對翻譯工作有了全新的體認，這不只是你會或精熟哪一種語言的問題，而真的是一種專業，且非常需要蒐集相關資料、比對、良好語言能力、背景知識等，也非常需要耐心、毅力與隨時能專心投入工作的特質！

我們雖然很努力，但相信翻譯內容上可能還有許多需要斧正之處，因為翻譯雖要忠於原文，但原文的解讀本就多元，若再加上不同的語言、生活與文化背景，原文的解讀可能就更多元。希望所有讀者都能由這本書中得到自己想要的策略，如同作者所說：「每個人的『組成』都不盡相同，體態及性格自然也有所差異，唯一的共通點就是出生時都沒有附上一份『使用說明』。」我們可以學會用不同的角度看待過動症兒童，讓每位孩子能活出自己獨一無二的精彩人生。

清華大學特殊教育學系教授

孟瑛如謹識

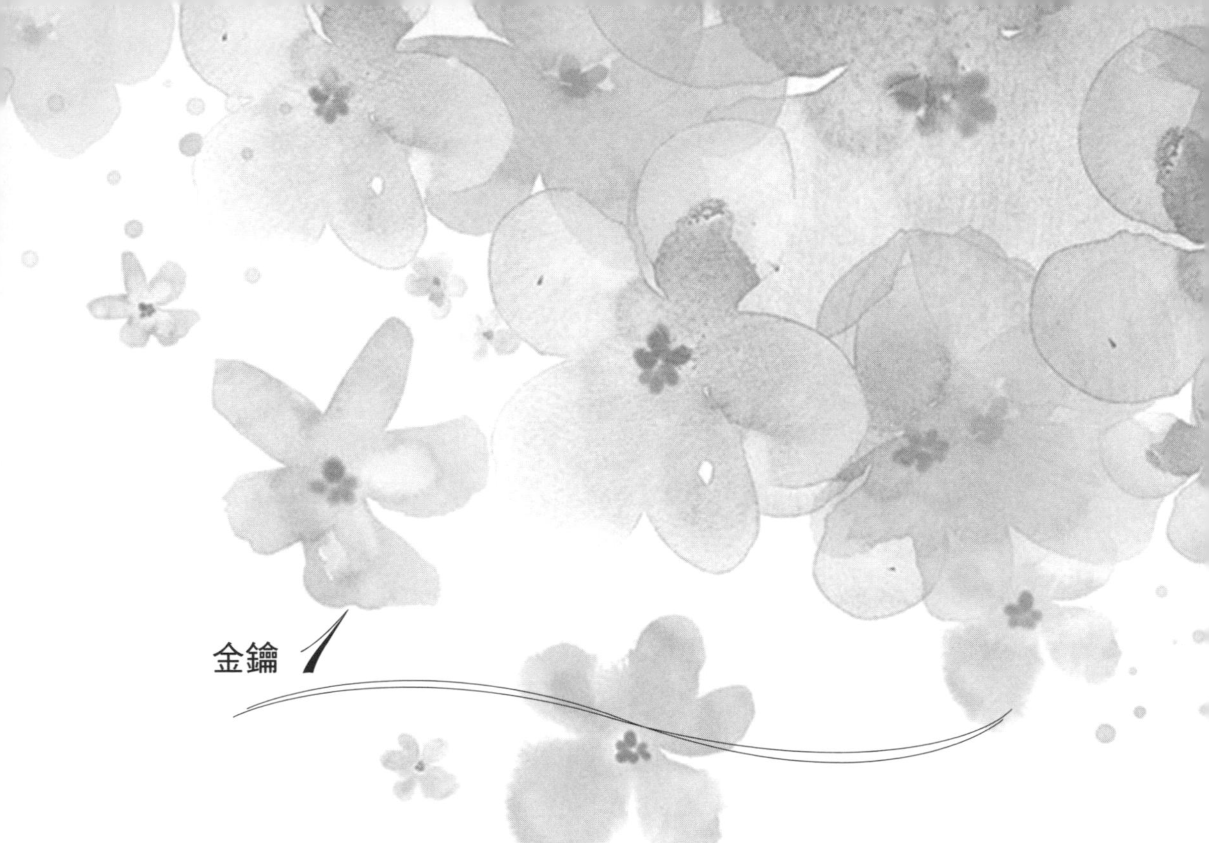

金鑰 1

過動症對行爲、學業及社交技巧有什麼影響？一次搞清楚！

「不管身處何方，也不管手邊有什麼，儘管開始向前吧。」

——吉姆・羅恩（Jim Rohn）

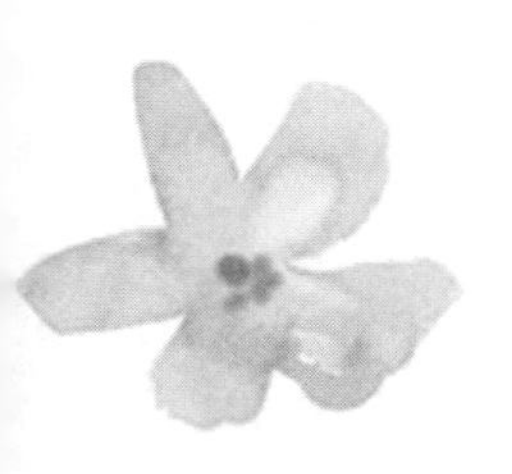

來尋求協助的你，想必在教養孩子的過程中，歷經了各種挑戰、憂慮、挫折，甚或是失望。無論導致今天這樣局面的原因究竟為何，是時候該認清一切已成定局，這就是你所要面對的考驗。我常聽到家長對自己養兒育女的方式有所質疑，或是感到內疚，請務必記住一件事：過動症是因神經發展上的失調造成，再失格的父母也教不出來。過動症是千真萬確的事實！另外，「儘管有人宣稱過動症跟食品添加物、糖、酵母，或是不當的養育方式有直接相關，不過目前尚未有具體證據支持這些看法」（Barkley, 1998a; Neuwirth, 1994; NIMH, 1999）。[1] 哈佛的精神科醫師喬治・布西（George Bush）便表示：「過動症是神經生理及發展上天生的失調，隨著患者成長，會出現不同的症狀，即便創傷和教養方式可能對症狀表現及調適有所影響，這兩者都不是過動症的成因。」（私人通信，2014 年 10 月 21 日）有人去掃描研究過動症患者及一般人的大腦，結果發現兩者的構造及活動狀態皆有所差異，過動症患者的大腦前額葉皮質下半部（大腦前面的部分）中，多巴胺和去甲基腎上腺素這些激素的神經傳導活動，強度始終是低於正常水準，而一旦多巴胺低下，大腦主掌獎懲機制的部分自然便會缺少刺激。這也表示過動症患者的前額葉皮質會較薄、成熟較慢，不過這並不代表他們的智商有問題，或是無法獲得成就。

人類目前對過動症的認識，多來自過去十年來的研究。可惜的是，很多人還是不清楚該如何處理過動症孩童的非典型行為，而許多教師、治療師、小兒科及精神科醫師，至今仍未受過正規的過動症教育，也一點都不了解這個疾病對患者一生的學業、社交及情緒會帶來怎樣的影響。不過，幸好還是有不少專家依然積極參與研討會及工作坊，勤讀科學和研究期刊，力求掌握最新的知識及資訊。家中有過動症孩子的家長尋求協助時，這些專家的角色至為重要。

---

1 Genomewide Association Studies: History, Rationale, and Prospects for Psychiatric Disorders. (2009). *American Journal of Psychiatry*, *166*(5), 540–556. doi: 10.1176/appi.ajp.2008.08091354

大眾想到過動症時，多半也會想到「衝動」、「過動」，以及「注意力不集中」這三大特徵，但科學研究證明，這些不過是「冰山一角」，就像克里斯・丹迪（Chris Dendy）所比喻的一樣。[2] 在表面之下，還有更多會影響患者生活的事物。

過動症如何診斷？

有人覺得只要有幾張簡易的檢核表，就能輕易診斷出過動症，不過正規的診斷其實很複雜，若要確保結果完整正確，建議還是使用專業的評估方法。

「到底誰能診斷過動症？」是許多人常問的問題，但其實並沒有一個直截了當的答案。技術上來說，精神科與小兒科醫師、心理學家、社工，或是從業護理師都可以進行相關的診斷，但最好還是找受過專業訓練、通曉現行評估標準及適宜施測方法的人協助，會比較適合。

當然，沒有單一測驗能夠客觀無誤地判斷一個人是否患有過動症，真正專業的評估和判斷患者是否還有其他合併症狀一樣，都需要考量各種因素。一份準確無誤的診斷應該要有：

- 家族及孩子的完整病史。
- 身體健康檢查，以利排除其他可能導致症狀的因素（例如睡眠呼吸中止症或是甲狀腺疾病）。
- 根據標準化的行為量表或問卷所進行的臨床評估。可由老師、家長代為填寫，必要時也可讓孩子親自填寫。現今廣為使用的量表之中，柯能氏行為量表（Conners' Rating Scale）、范德比爾特過動症評量表（Vanderbilt Assessment Scales），以及巴氏的家庭及學校

---

2 Ziegler Dendy, Chris & Zeigler, Alex, *A Bird's-Eye View of Life with ADD and ADHD* (Cedar Bluff, 2003), pg. 144

情境問卷（Barkley Home and School Situations Questionnaires）都相當具有公信力。

- 評估孩子的智力、性向、人格特質及處理事情之技巧。

完整的神經心理或教育測驗不一定都需要做，但若是家長對孩子學習或處理事情的能力有疑慮，還是建議做完整的評估測驗。此外，建議使用可以篩選孩子的視力、聽力、口語能力及動作技能的測驗。

當家長發現孩子的許多行為，其實都可以歸因到過動症患者特有的神經生理系統時，通常會感到驚訝無比，但暗地裡也會稍稍鬆了口氣。總之，認識孩子的全貌，對家長和孩子本身都有幫助，因為這樣才能有效理解、因應未來所會遭遇的挑戰，以及了解如何善用自身特質來解決這些難題。

什麼是過動症？

首先有件事要澄清，一直到 1994 年以前，現在大家所稱的「注意力缺陷過動症」（ADHD），其實是過去人們所說的「注意力缺失症」（attention deficit disorder, ADD）。這個用法現在依然存在，尤其是想要辨別一個人是否有「過動」元素時，便會有人這樣講。嚴格來說，這並不是正確的用法，這件事我們稍後會提及。但更令人難過的是，1968 年以前，人們甚至會用「輕微腦功能異常」或「輕微腦功能失調」來指涉過動症。《精神疾病診斷與統計手冊》（*Diagnostic and Statistical Manual of Mental Disorders*, DSM）是專業精神科從業人員用來診斷心理疾病的手冊，前幾個版本中都把過動症分成三種「次分類型」，現行的第五版[3]則將其區分為三種「表現模式」：

- 注意力缺陷過動症——過動／衝動主題型。

---

3 *Diagnostic and Statistical Manual of Mental Disorders: DSM-5,* American Psychiatric Association, pgs. 59–66

- 注意力缺陷過動症——不專注主顯型。
- 注意力缺陷過動症——混合表現型。

隨著年齡階段不同，「表現模式」可能會跟著改變，譬如過動症的孩子長大後，過動的行為通常會減少、變弱。

另外，除了以上三種，其實還有一種和過動症很有關係的症狀，就是「專注力異常」(concentration deficit disorder, CDD)，但目前學者還在爭論它究竟是獨立的疾病，還是過動症的一種。人們以前稱這種疾病為「認知步調遲緩」，患者的大腦機能受到損害，時常昏昏欲睡、缺乏活力、易感疲憊和困惑、過度幻想，而且移動速度遲緩。雖然專注力異常與過動症的不專注型，有一半左右的症狀重疊，多數學者還是認為它是自成一格的疾病。但就目前而言，《精神疾病診斷與統計手冊》尚未正式承認專注力異常，而且多數臨床醫師也沒有追上最新的研究進度。

在接著解釋過動症的症狀和特性之前，提醒各位家長一件事，沒有必要讓這些缺陷和不足，模糊了自己對孩子的看法。大家都不太好過，這點無庸置疑，但別忘了過動症並不是孩子的一切，只是一部分而已。我女兒工作時，需要跟身心障礙的孩子相處，從她身上，我學會使用「以人為本」的語言，把「人」擺在「缺陷」之前。舉例來說，別說「那個過動症的人」，而是要說「那個人有過動症」。不僅如此，等我們進一步了解過動症的特性後，就會發現許多過動症患者，即使大腦迴路跟一般人不同，但人生還是相當成功，有時甚至是因為如此，才讓他們格外茁壯，所以有些過動症的特性，其實跟成功密不可分，這點等等我們就會談到。

《精神疾病診斷與統計手冊》中，過動症的「過動／衝動型」和「不專注型」各列有九項症狀。要診斷一個人是否罹患過動症，必須確定他至少符合任一模式的其中六項，而且這些症狀不但要出現在十二歲之前，還得持續六個月以上的時間，並在兩個以上的場所發作過。症狀只要在十二歲以前出現過，不一定要對孩子造成傷害才算。十七歲以上的成人或青少年只需要符合任一表現型中五項以上的症狀，就可以診斷為過動症。根據美國疾病控制及預防中心的統計，四歲到十七歲的孩子中 11% 有過動症，[4] 其中男生的比例又比女生多上一倍。不過這是因為女生較容易是「不專注型」，早期的症狀不明顯，所以不容易判斷，因此就算有過動症，通常也會比男生還要晚發現。除此之外，雖然有些人長大後症狀就會消失，或是慢慢學會控制過動症，但還是有三到五成的患者成年後依舊為其所苦。[5]

過動症和基因非常有關係，因此很有可能遺傳自上一代（遺傳率估計有 80% 左右）。於是，我在向家長描述過動症的特徵及困難時，他們常常驚覺，自己童年時也經歷過不少類似的問題。有些家長會因此感到安慰，原來自己和孩子是有所連結的，他們可能會說：「我女兒跟我小時候像極了，學校生活好難熬，我當時好無助。我不希望她跟我受同樣之苦。」然而，也有些家長持不同的看法。他們認為自己通過各種難關，順利撐過來了，所以孩子也該有能力應付這一切。像是：「小時候，我的父母對我很嚴格，他們說什麼，我就得照做，因為沒有商量的餘地。現在我一直跟我太太說她太寵強尼了，會這樣都是她的錯。」

大家必須體認到時空背景已經不同了，現在學校課程越來越重，孩子小小年紀，就有一堆艱澀的功課等著完成。不僅如此，課外的要求也越來越多，同儕壓力也藉由網路和社交媒體的傳播，在不為父母所知的情形下嚴重影響孩子。這一切都可能惡化過動症所帶來的影響，以及增加相關症狀對孩子的衝擊，最終導致他們無法處理問題，不能達到原本應該有的高度。有位爸爸就曾跟我說過，他自己的父親待他很嚴格，迫使他要花上大量時間念書，但因為如此，即便之後學業表現不錯，順利畢業，父子關係

---

4 Centers for Disease Control and Prevention, http://www.cdc.gov/ncbddd/adhd/data.html

5 William J. Barbaresi, MDa, Robert C. Colligan, PhDb, Amy L. Weaver, MSc, Robert G. Voigt, MDd, Jill M. Killian, BSc, and Slavica K. Katusic, MDcADHD, *Mortality and Psychosocial Adversity in Adults With Childhood ADHD: A Prospective Study,* http://pediatrics.aappublications.org/content/early/2013/02/26/peds.2012-2354.abstract

還是非常糟糕，他甚至暗自怨恨父親，當年沒有好好了解關心他。所以，為人父母者需要先與自己的成長過程和解，才能面對自身所扮演的角色，並且做到「自己的孩子就要好好教養」，這是我在作者序便提過的教養之道。

其實，「注意力缺陷過動症」這個名稱很容易混淆視聽，所以許多專家都想為其重新命名，以確實反映出這種疾病真正的性質。接下來解釋過動症構成要素時，會提到這些名稱。

注意力缺失？是這樣嗎？

大眾常常有個迷思，就是過動症會讓人無法集中注意力，很多家長就曾氣急敗壞的聯絡我：「我的孩子怎麼可能有過動症！他如果願意的話，可以玩上好幾個小時的電玩耶！」事實上，根據研究，有些人多巴胺和去甲基腎上腺素的神經傳導，低於正常強度，所以「集中」注意力會有些困難，但並非全然無法專心。因此，不少專家提議將「注意力缺陷過動症」改為「注意力集中缺失症」（deficits in attention regulation disorder）。是的，過動症患者當然有辦法專心，但不是每次都辦得到，也不是每次都能長時間維持這樣的狀態，甚至專心的事情可能根本不對，尤其是對事情不感興趣，或是沒有內在動力驅動時更是如此。不過，只要他們對眼前的事有興趣（像是打電動或疊方塊等），通常會變得「極度專注」（hyperfocused），也就是說專心到所有雜念與刺激都屏除在外了。這就是為什麼過動症患者，常常很難從一件事移轉注意力到另一件事上頭。至於該怎樣幫助孩子順利換到下一件任務上，在金鑰 6 一章會提到一些策略。

然而，要是他們覺得無聊，或是對眼前事物沒有興趣，就很難持續專心和屏除其他更刺激的想法。很多過動症的患者其實是「注意力分散」（multi-focused），也就是說他們的注意力會同時分散在很多事情上面，以至於無法專心致志完成一件事。這些人可能會覺得自己就像是遭到「千思萬緒轟炸」一樣，根本沒辦法只關心眼前這件事。這提醒了我們務必要了解過動症背後的成因。大腦如果產生不了足夠的多巴胺，它就無法順利產生連結和保持警覺。所以說，孩子要是專心不了，那麼要他乖乖坐著不要亂動，其實可能使情況更加糟糕。適時讓孩子起來走動，反而能刺激他的大腦，幫助集中注意力。

我曾經看過一個孩子，在過動症知識豐富的老師允許下，得以在上課期間四處走動，老師問他和授課內容有關的問題，他也立刻就能回答出來。

在家裡和學校，該怎麼幫助孩子集中注意力？

然而，讓孩子上課隨處走動，並不總是可行或是受老師歡迎，所以也可以改採「擺弄法」（fidgeting），就是給孩子一個不會發出噪音的東西，讓他能時不時拿在手裡擺弄，許多人藉由這個方法而能順利集中注意力。這個東西可以是毛毯、橡膠玩具，或是戒指。家長可以在家裡和學校放各種這類可以擺弄的物件，不過要記得跟孩子說清楚，「擺弄法」和「玩耍」並不一樣。「擺弄法」是孩子先專注在一件事物上，然後才在手中擺弄物件，前者是主，後者是輔，而「玩耍」則是全神貫注跟該物件互動。除此之外，也要記得告知孩子在擺弄物件時，要注意不要影響他人。有時候，只要多一點研究，多敞開一點心胸，多一點耐心和創意，就能幫助孩子更了解如何充分發揮自己的潛力。

其他小撇步：

- 允許孩子在合理的範圍內四處活動。像是坐在瑜伽球椅上，或是穿上袖子捲起來的長袖運動衫，都可以給孩子需要的刺激，讓他們能專注在手邊的事情上。
- 允許孩子做事時可以隨時站起來，就像大人工作到疲乏常常會做的事一樣。如果得到導師的允許，那麼在學校也可以這麼做。
- 音樂是很好的刺激來源，但不一定要古典樂才行，各種音樂類型都可以嘗試看看。可以預先準備一份孩子認為有效的歌單，這樣才不會在實驗的過程中，造成無謂的分心。

- 學習型的互動遊戲不但趣味橫生，還能刺激孩子大腦，所以下次孩子要背單字的時候，可以考慮玩拋接球來幫助記憶。舉例來說，家長丟球過去時，要一邊唸出單字，然後孩子扔球回來時，要一邊拼出單字。或是也可以玩配對遊戲，準備兩組字卡，一組上面是單字，另一組則是單字的定義。開玩時，把所有字卡正面朝下放在桌上，再讓孩子去找出相對應的字卡。

衝動

「我才剛想到等等要做什麼……身體就已經開始動作了！」

——美國卡通《淘氣阿丹》(*Dennis the Menace*)

不停插嘴、口不擇言、亂拿東西、四處亂丟……這些可憐的孩子不是故意要這麼壞的，他們天生就是如此，大腦總是遵循著「預備，射擊……瞄準！」的準則運作。而且，由於多巴胺低下，大腦無法得到足夠的增強，許多過動症患者會藉由從事高風險的活動，尋求刺激感。因此，教孩子如何克制自身的衝動常常成為父母和專家所面臨的一大挑戰，但即便如此，過動症的孩子還是得學習盡可能控制情緒，為自己的行為負責。稍後我會介紹給予服用適當的藥物也是種方法，不過除此之外，還有其他可行方案，可以讓孩子注意到自己的衝動，並設法克制。

該如何克制衝動？

幫助孩子克制衝動最難的部分，在於該如何教他們抓住即將脫韁的自己。以下提供幾種方法，培養孩子在行動「之前」能有所覺察，不要出現過度衝動的行為。

- 家長可以教孩子使用像「我能不能補充一下……」這樣的句子，如此一來，他們除了知道該怎麼加入對話，也會了解何時能夠說話或是分享想法。可以藉由家中用餐或開車出去時，訓練孩子在有或沒有視覺提示的情況下，嘗試加入對話。
- 家長要與孩子約定暗號，讓他們知道什麼時候該「停看聽」，然後才採取行動。暗號必須清楚易懂，但不能太過引人注目，以便在公共場合或是帶孩子出去郊遊時容易使用。
- 出去聚會或玩遊戲時，要確定孩子知道規則以及如何應對進退。可以事前跟他們討論，接下來可能會遇到什麼樣的問題，而遇到時可以怎麼做。這點對年紀小一點的孩子特別重要。
- 與孩子的老師互相合作。孩子即將或是已經做錯事時，師長雙方的矯正策略和指令要一致，不要有多重標準出現。
- 家長要幫助孩子學著辨識自己在想什麼，並選擇不要照著心中的聲音行動。舉例來說，孩子可能會意識到自己「我真的等了好久好不耐煩喔，但我可以再等一下，免得惹上麻煩」，或是「球在他那裡，我好生氣，但我可以跟他要球，或者是等輪到我再玩」。

過動

過動症的孩子就像是《小熊維尼》裡頭的跳跳虎一樣，有時好像精力無窮，不是讓周遭的人受不了，就是造成大混亂。他們的體內就像裝了永不停歇的馬達，心生無聊或壓力過大的時候運作得尤其起勁。師長可以及早辨別出有這樣特質的孩子，可以藉由適當的量表，進一步確認究竟是「過動」，或者只是「非常活潑」而已。

沒有時間觀念

你是否注意到孩子不是太早就準備好出門，就是拖到最後一刻才打理好一切？「沒有時間觀念」一直都是過動症孩子最令父母煩惱的一件事。家長得不斷催促他們向前走，或是不停想辦法讓他們專心在眼前的任務上。好吧，事實上，過動症孩子的時間觀念確實比較薄弱。研究顯示，過動症患者推斷時間的能力比一般人還弱，就算服用藥物還是難以改善。[6] 所以，他們在估量一件事須花多久時間才能完成時，自然會碰到困難。

既是現在……又不是現在

「那份報告不是禮拜五才要交嗎？又不是現在，你幹麼現在要講？」「蘇珊阿姨晚上要來，所以要我打掃……可是那也不是現在啊，幹麼這麼急？」過動症患者太活在當下，時常沒有想太多就採取行動，不顧過往經驗及教訓，也不管可能會帶來什麼後果，對他們來說唯一有意義的，就只有當下。「等一下」不是「現在」，那也就不用想「等一下的事」了。這就是為什麼人生的目標及行為的後果，很難停留在過動症患者的心中，事先警告他們稍後會發生什麼事，效果也不大。

如何幫孩子建立時間觀念？

家長可以在家中幾處擺上時鐘或計時器，特別是浴室、臥室、廚房，以及有電視或玩具的地方。除此之外，許多孩子雖然會看時鐘的長短針，但是有確切數字的電子鐘會更方便他們參照。

不論何時何刻，一旦要求孩子在一定時間內完成一件事，像是「五分鐘內下來吃晚餐」，一定要給他們工具或技巧來輔助自己。「Time Timer」是很棒的工具，有各式各樣的尺寸，網路上不少地方都買得到。它是個很

---

6 Dr. Russell Barkley, *Journal of the International Neuropsychological Society* (July 1997), pgs. 359–369

簡易的計時器，最多可以計量一個小時的時間，而且看得見時間流逝。家長可以跟孩子一起設定時間（一個小時內），設定好的時段會以紅色顯示，隨著時間過去，紅色的部分會越來越少，剩下多少時間一目了然。

另外一個方法，則是先詢問孩子現在是幾點幾分，然後告知他幾點幾分時應該要做到什麼程度。這樣除了幫助他們注意到現在的時間，也讓他們必須自己負起責任，知道何時必須進行下一項活動。

執行功能缺損

過去幾年來，注意到「執行功能」的人越來越多。「執行功能」是一系列的認知能力和技巧，協助個人監控自己，並妥善運用自身能力達成特定目標，每天不論做什麼事情都會運用到這些功能。它們就像是人類大腦裡的經理，人類本身則是執行長（CEO），需要時時確保這些經理不但訓練有素，而且有充足的支援和資源。

掌管「執行功能」的是大腦的前額葉皮質，也就是大腦的前端區塊，這些功能從嬰兒時期就開始逐漸成熟，圖 1.1 可以看到「執行功能」之下幾種不同的能力。

相較於同儕而言，過動症孩子在其中幾種能力上，表現可能會比較落後，有時候幾乎是全部都不如他人。所以，有些專家現在會稱呼過動症為「執行功能障礙」（executive function disorder），畢竟如果執行功能沒有缺損的話，是不可能有過動症的，而這也是為何「注意力缺陷過動症」這個名稱其實並不理想。然而，雖然執行功能有所缺損，並不表示一定患有過動症，但或許正名過動症為「執行功能缺陷症」（deficits in executive function skills），會是更為正確的說法。

一般而言，過動症孩子的智力發展與常人無異，但跟執行功能的能力在二十五到三十歲左右就會發展完全的一般人比起來，他們這方面的成長速度卻至多會慢上 30%。那麼，接下來除了進一步帶讀者認識執行功能

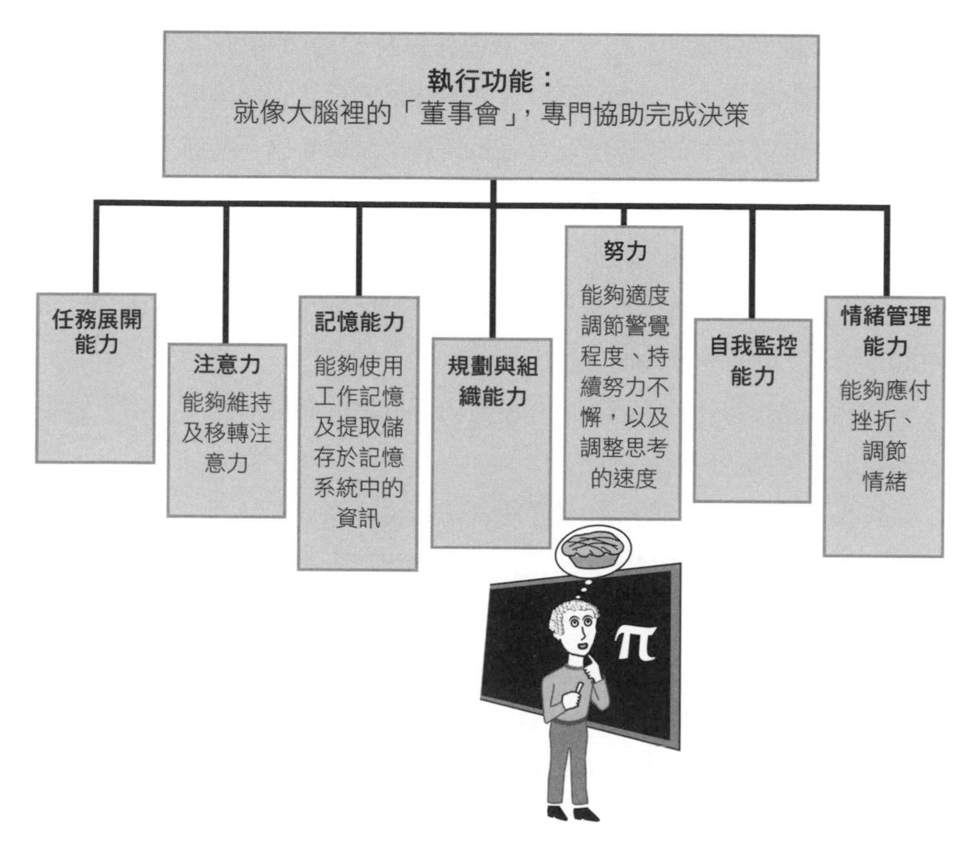

圖 1.1　執行功能技巧

技巧，你們也將能學習如何積極幫助孩子增強這些能力。

任務展開能力

你是否曾經注意過，要孩子開始動作實在很困難？他也許知道自己需要做什麼，但「引擎」就是發不動，怎樣也踏不出第一步。別忘了，過動症的患者還真是「時間盲」，除非事情火燒眉毛，否則他們通常不會驚覺事態嚴重。

該怎麼辦呢？家長得要讓孩子認知到「自己很難開始動手做事」這件事，但要溫柔地作出評論，千萬不要責備，像是可以先用「我看到你在⋯⋯（做數學習題、玩積木，或者放鬆休息）」這種中立、不帶價值判斷的句型作為開場白，因為這種拉近彼此關係的說法，能夠更有效地提醒他們是時候該處理下一件事了。接著，可以再試試看以下幾種方法。

首先，從旁協助孩子踏出第一步。有時候他們並非做不到，只是需要動力而已，而家長剛開始時從旁推上一把，會有一定的幫助。

再來，先找一件像擺放餐具、設定計時器，或是做五下開合跳之類簡單的事情，然後慢慢培養他們做這些事的時候，就會知道「是時候開始囉」。

不然，也可以用計時器設定一個雙方都同意的時間，時間一到，他們就會知道是開始的時候了。

最後，如果有可能的話，讓孩子知道這件事預期要花多久才能完成，這樣他們會知道這件事是會告一段落的。如果孩子知道接下來要做的事情有結束的時間，通常會比較願意開始。

注意力集中和移轉

執行功能有所缺損的人很難屏除外在的刺激，諸如四周傳來的噪音、腦中的思緒，還有會帶來視覺刺激的事物，都可能讓他們丟下手中的工作。他們是這麼容易分心，又是這麼難重新集中注意力，所以時常會丟三落四、忘東忘西。

不過，先前有提到，他們有時也會完全沉浸在特定的思緒或活動裡頭，渾然不知周遭發生了什麼事，這就是所謂的「極度專注」。這兩種型態的注意力都會造成他們難以轉移注意力，或是順利過渡到下一件任務上。

該怎麼辦呢？家長可以在孩子做事時，坐在一旁陪伴。是的，即便孩子已經十幾歲了，做功課的時候，他可能還是需要父母在旁邊，就像是他的「分身」一樣協助排除危機，讓他能夠專心做事；但要記住，這不是一種「懲罰」，而是要幫助孩子前進。另外也要記住，孩子要不要專心，有時其實是連他們自己都沒有辦法控制的。

善用工作記憶

所謂「工作記憶」，就是我們儲存、提取，還有運用資訊及想法的地方，就像大腦的工作平臺一樣。工作記憶如果有所缺損，學習的過程便會遭遇許多困難，像是理解、計算、背誦，或是處理步驟眾多的任務時都會受到影響。這也是為何父母叫過動症的孩子「回你房間拿書本跟後背包，順便也去主臥室拿我的書」時，他們會看起來有些困惑。他們就是無法同時間要記住所有訊息，又要付諸執行這些事。如果沒有別人從旁協助的話，他們甚至可能沒辦法重述訊息，或是可能忘記指令的細節。

該怎麼辦呢？家長可以鼓勵孩子隨身攜帶便條紙，一旦有步驟繁多的任務，或像是必須掌握書中角色的情節和某些概念等需要記憶的事情時，就讓他們快速記下來。還有，如果可能的話，家長也可以在適當的地方，貼上孩子的行程表或待辦事項。

規劃與組織能力

要想有效規劃時間，就得知道接下來有什麼事要做，而這需要對時間有正確的理解。若是想要有效率地整理東西，就必須要做事有條不紊、一絲不苟，而這需要能夠長期維持注意力。

該怎麼辦呢？家長可以提供孩子一些組織、整理事情的方法，並鼓勵他們找出其中最適合自己的一套辦法。另外，如果知道接下來有什麼要完成的任務，可以讓孩子往回推算，要達成目標得做哪些事，好好規劃一下，按部就班解決。

調節警覺程度、持續努力不懈、調整接受及處理訊息的速度

長時間維持注意力不是件容易的事，尤其是當眼前的事物總是一成不變，也沒有其他外在刺激時，更是困難。對執行功能有所缺損的人來說，如果沒有保持足夠的刺激，昏昏欲睡是常有的感受，就像是發條玩具要不

斷上緊發條，才能繼續活動一樣。他們接受及處理訊息的能力比一般人緩慢，所以若是要正確回話、思考，或是做出反應的話，他們的速度不像常人一樣快。不過，有些過動症患者之所以不能輕鬆地應對進退，則可能是因為工作記憶較弱所導致。

因為接收及處理訊息的能力比常人緩慢，孩子在生活中會遭遇極大的困難。家長唯有認識到這點，才會知道孩子回應自己所提出的問題或要求時，為何需要花上比較多的時間。他們並不是要叛逆，只是需要時間理解當下的狀況。但知道是一回事，對家長而言，困難之處在於要調整自己的步調和期待，好給孩子充裕的時間思考及反應。記住，不斷催促孩子只會給他們過多壓力，致使情況更加糟糕，所以，這也是為何有些學校會給有需要的學生延長考試時間。[7]

該怎麼辦呢？如果活動時間較長的話，師長應該盡可能讓孩子有好幾段休息時間。另外，請容許孩子時不時可以活動筋骨、吃小點心，或是聽音樂，這樣才能讓他們的大腦獲得刺激，隨時都保持警覺狀態。當然，有耐心一點！給他們多一點時間回答問題。

自我監控能力

家長時常擔心孩子看起來好像又分心了，或者似乎跟周遭有點格格不入。他們或許不知道自己的行為會影響到其他小朋友，也不曉得其他小朋友如何看待自己，因此也無法適當地調整行為。有時活動進行時，他們也可能拿捏不好速度，不是動作太快，就是太慢。這些狀況除了跟他們衝動、容易分心的特質有關，也和無法有效「自我對話」大有關係，這種能力通常被稱為「後設認知」（metacognition），簡單來說，就是「思考自己在思考些什麼的能力」。因為想要及時修正行為，或是完成指定任務的

7　針對不同學生的需求，而有「個別化教育計畫」（Individualized Educational Plan, IEP）及「504 計畫」（504 Plan）等方案。其定義解釋請參見本書末的附錄二。

話，知道自己在做些什麼，時時與自己對話，都是不可或缺的。

該怎麼辦呢？家長可以陪同孩子玩想像遊戲，或是看電視節目，除了一起理解劇中的人物，也討論孩子是如何想像出他人思考及感受的模式。此外，家長自己在規劃一天行程、整理事物，或是因應各種突發狀況時，也可以試著跟孩子分享自己的思路歷程，以供參考。

情緒管理能力

談到過動症的診斷準則時，情緒管理的能力較少受到關注。其實從1798年開始，醫學論文一直都將「情緒管理」視為過動症重要的一部分，但是到1968年版的《精神疾病診斷與統計手冊第二版》後，情緒管理能力不佳一項便從臨床的病症診斷中遭到剔除。然而，這項症狀對過動症孩子和他們身邊的人所造成的壓力和挑戰，其實遠遠超過衝動、容易分心及過動帶來的困擾。過動症研究領域中著名的羅素・巴克禮（Russell Barkley）博士，甚至建議應將過動症改名為「自我情緒管理缺陷症」（deficits in emotional self-regulation）。[8] 總之，執行功能有缺損的人，情緒上可能會較為衝動，也因此常常：

- 難以抑制當下立即的反應。
- 難以管控、調節、監視自己生氣的程度和原始情緒的表達。
- 難以維持耐性。
- 難以忍受挫折。
- 難以拋開讓自己生氣的事情，或是難以轉移注意力，去做會讓自己心情比較好的事情。
- 不知道如何安撫自己，所以情緒一上來，就不容易冷靜或鎮定下來。

家長可能會察覺，孩子遇到難關或挑戰時很容易就選擇放棄。他們的

8 Dr. Russell Barkley, Keynote Address, National CHADD Conference, 2012

人生因此充滿了許多困難，尤其是學習新知，還有進行漫長、複雜的任務時，更是不容易。

社交上遇到困難，怎麼辦？

一到需要應對進退的場合，有些過動症孩子就會變得舉措失當，不知道怎麼控制情緒、尊重他人的界線，以及輪流的重要。巴克禮博士這樣描述：「導致過動症孩子社交之途受阻的原因，不是容易分心和無法專心……（也）不是精力過於旺盛，而是他們沒辦法控制自己挫折、不耐煩，還有憤怒和敵視他人的情緒。」[9] 千萬要記得，過動症是因為神經失調，所以才會有這些情緒調節的問題。

該怎麼辦呢？學會何時該稍停一下，思考片刻，接著做出適當的反應並不容易。下一章開始會介紹一連串能促進自我調整能力的策略，然後一章一章慢慢深入探討。此時此刻，就請先多一些同理心和耐心……支援就快到了！

在家如何培養孩子的「執行功能」？

教孩子掌握執行功能的技巧會讓他們獲益良多。家長除了要讓孩子知道自己其實有能力將每一部分的功能都培養成專業的「經理」，還要幫助他們找到適當的工具和策略，成為領導大腦的執行長。所以，當你們一起從事活動時，試著不要直接告訴孩子解答，而是應該把問題丟出來，讓他們自行找出解答。舉例來說，整理出遊的行李就是很好的學習經驗，因為就連還在蹣跚學步的小孩也能積極參與其中。

- 「你怎麼知道要穿什麼？先想想天氣如何，想想行程包括哪些活動，還有行李箱放得下多少行李……」

9 Dr. Russell Barkley, Keynote Address, National CHADD Conference, 2012

- 「怎樣整理行李最妥當？你需要多大的行李箱？誰要拿這個行李箱？你主要的交通工具是什麼？」
- 先讓孩子列出所有想帶的東西，再與他們一起打包。過程中，家長可以協助孩子找出最佳的整理方法。

此外，家長也可以讓孩子籌備一頓餐點、用積木蓋東西、玩想像遊戲、灑掃庭除、整理玩具間等，都是培養執行功能很好的活動。

過動症的共病現象

根據研究，半數到三分之二的過動症孩子會受到至少一種共病困擾。[10] 以下列舉較常見的幾種。

學習障礙

二成五到半數的過動症孩子會有某種程度的學習障礙，主要表現在閱讀、書寫表達或數學上。有鑑於此，做教育評量時，通常會建議連過動症評估一起做。

想想寫作的過程吧，那可是一場錯綜複雜的冒險。再想想這過程中，孩子需要動用到多少執行功能，又會碰上多少前面提過的挑戰。他們要先有自己的見解，接著爬梳這些思緒，回憶學過的單字拼法和文法，再集中注意力在眼前的紙上，還有很多其他的狀況。

另外，許多過動症孩子寫字會有困難，但這並不一定是身體上的問題，非要馬上接受職能治療不可；但如果是的話，受過專業訓練的職能治療師的確能提供一些幫助。還有，現在擁有打字的能力（不是手機或是平板的那種打字）可說是比過去都來得重要。如果孩子有能夠用文書處理軟體做功課和考試的特殊安排，那麼擁有這項能力就更加倍重要了。所以，

10 ADHD and Co-Existing Disorders, http://help4adhd.org/en/treatment/coexisting/WWK5

小學二、三年級時就可以開始教孩子怎麼打字。

透過「個別化教育計畫」和「504 計畫」等方案，有些孩子有資格申請考試、上課或是寫作業時的特殊待遇或協助。想多知道有關這些方案的資訊，可以參閱本書的附錄二。

睡眠障礙

根據研究，同樣也有二成五到半數的過動症孩子會面臨睡眠上的問題。[11] 原因除了中樞神經興奮劑所帶來的副作用之外，還有許多其他可能。有些孩子一躺在床上，腦中就不由得思緒奔騰，根本睡不著覺。另外，他們的生理時鐘也可能會有些紊亂，像是他們有時會睡得像冬眠的熊一樣，怎麼叫也叫不起來。市面上有些鬧鐘是專門設計來叫醒這樣的人，像是落跑鬧鐘、Sonic Bomb 鬧鐘、Ramos 鬧鐘等。但話又說回來，如果孩子本身沒有動力的話，什麼鬧鐘都是沒有用的。

那麼，該怎麼幫助孩子入眠呢？首先，人類會分泌一種叫褪黑激素的賀爾蒙，幫助調節生理時鐘。但要是晚上接觸電腦、平板或手機的人造光，褪黑激素就會減少。據發表於期刊《應用人因工程》（*Applied Ergonomics*）的論文指出，夜間只要接觸發出亮光的平板電腦螢幕兩個小時，褪黑激素就會下降 22%。[12] 所以，就算戴太陽眼鏡可以減少螢幕藍光的影響，但睡前還是減少凝視螢幕的時間比較好。另外，家長也可以跟醫師確認，孩子需不需要褪黑激素的補充劑來幫助他們順利進入夢鄉。

---

11 Sleep Problems Common in Children with ADHD, http://www.reuters.com/article/2009/03/26/us-sleep-adhd-idUSTRE52P7ED20090326

12 Anahad O-Connor, Really? Using a Computer Before Bed Can Disrupt Sleep, http://well.blogs.nytimes.com/2012/09/10/really-using-a-computer-before-bed-can-disrupt-sleep/?_php=true&_type=blogs&_php=true&_type=blogs&_r=1, Sept. 10, 2012

憂鬱症

研究也指出，有三成左右的過動症孩子可能同時會受憂鬱症所苦。[13] 憂鬱症有時候不好分辨，因為看起來很像只是在生氣或是暴走，這點務必要注意。要是過動症患者一開始沒有接受醫生診療，並且得到妥善的治療，那麼在面臨生活中諸多困難後，很容易就會導致憂鬱症出現。不過，臨床上治療憂鬱症有自己的一套準則。治療一種症狀時，絕不能忘了考慮到其他症狀的影響，這是相當重要的。一般而言，精神科醫師會建議先治療憂鬱症，之後再處理過動症會容易一些。

物質濫用

過動症患者之中，有 5% 到 40% 的人會出現藥物濫用的情形，而之所以會出現差異範圍如此大的數字，恰恰反映出有沒有受過良好治療、知不知道怎麼控制自身症狀是相當重要的事。沒受過治療的過動症患者較可能會酒精成癮，反之，研究指出，幼時有受過妥善治療的患者，長大則較不容易出現物質濫用的情況。這可能是因為前者小時候沒有受到適當治療，不曉得怎麼與過動症相處，所以會藉酒和藥物讓自己好過一些。

對立反抗症

這裡的數據可大了，約有四成左右的過動症孩子同時為對立反抗症（oppositional defiant disorder, ODD）所困擾。這些孩子對父母、照顧他們的人，或是其他權威角色，常表現出憤怒、暴力、叛逆的行為，像是經常動怒、時不時就暴走、喜好爭論、對要求不理不睬，還有故意激怒他人。對不少家長來說，比起孩子學業上的困難、時間管控不佳、做事沒有組織、常常恍神等煩惱，這些行為對家中的氛圍所帶來的壓力和困擾是大得多了。

---

13 ADHD and Comorbidity, http://www.medscape.org/viewarticle/418740

不過，包括巴克禮博士在內的許多人認為，對立反抗症其實不算是種共病，而是比較像過動症（尤其是過動／衝動型和混合表現型）的潛在症狀，例如過動症患者（特別是衝動型）很容易放任自己的情緒暴衝，而如果稍加檢視一下《精神疾病診斷與統計手冊第五版》中對立反抗症的診斷標準，八種症狀中有七種也都提及患者「難以控制自己的情緒」。這點普遍上認為是導致對立行為出現的主因。

此外，有一件事要特別叮嚀各位媽媽：務必要在孩子的心目中，保持堅定、自信的形象。孩子需要知道妳有能力處理他們的情緒，而且會適時制止他們，不是只會等爸爸出面解決問題。畢竟，他們總有一天會長得比妳更高、更壯，所以妳得確保妳說的話他們會聽。

焦慮

四到五成的過動症孩子會有焦慮的現象，甚至可能會出現強迫症（obsessive-compulsive disorder, OCD）。[14] 對家長來說，了解「焦慮」為青少年所帶來的影響有其必要。人類大腦中有一塊叫「杏仁核」的區域，主要的作用是判斷及回應恐懼的情緒，並負責接收和傳送訊息到大腦前額葉皮質，幫助人類迅速注意到眼前的危險。舉例來說，如果我們突然聽到一聲怪響，或看到一隻超大的蟲子，大腦前額葉皮質（在執行功能上扮演要角）會協助我們判斷危險的程度，做出正確的反應。不過，由於大腦前額葉皮質是大腦中最晚成熟的區塊，青少年控管情緒的能力時常較差。還好，隨著孩子日漸長大，大腦逐漸成熟，這些焦慮的情緒通常會自然而然消失。

根據我的觀察，焦慮為過動症孩子帶來的挑戰其實相當巨大。這種情緒會導致孩子不願參與活動、不願從事新的任務、不願嘗試不同的策略，

14 Roberto Olivardia, *ADHD and Anxiety*, http://www.add.org/BlankCustom.asp?page=ADHDandAnxiety

甚至不願好好思考。不僅如此，因為孩子不曉得該怎麼面對自身的焦慮，最後只能訴諸自己所會的方法，而那通常是去抗拒造成焦慮的事物或是人。我深信這點與對立反抗症的出現息息相關。在接下來的內容中，我會著重在如何降低「焦慮」情緒對孩子的行為與表現所帶來的影響。

過動症還有些什麼特色？

表現時好時壞

「如果成功過一次，為什麼不能保持呢？」像這樣沮喪的話，我時常從過動症孩子的父母和老師口中聽到。但要是孩子老是一再犯相同的錯，或是搞砸明明就該輕鬆做到的事情，我想任誰都可能會不由得惱怒起來吧。面對家長和老師這樣的問題時，我常這麼說：「過動症的問題不在於『不知道該怎麼做』，而是『做不到該做的事』。」孩子不是不懂該做些什麼，而是不懂「什麼時候該這麼做？」「在哪裡該這麼做？」還有「該怎麼做？」

過動症並不代表智商有問題，相反的，非常多過動症患者的智商其實還高於平均水準，甚至有不少人被認為是「學障資優生」（twice exceptional）[15]。有時候孩子雖然看起來意興闌珊、懶洋洋的樣子，但在那懶散的外表下可能有很多事正在進行。神經心理學家山繆．古德斯坦（Samuel Goldstein）表示，有證據指出，「包括智力測驗在內各種測驗的表現好壞與受試者真實了解多少無關，而是與受試者如何表現出他所了解的事實有關。」[16] 所以說，重要的是受試者採取了哪種策略去完成測驗。我們可以把運用執行功能的技巧，還有孩子所遇到的種種困難想像成是大腦中的繁星。孩子的表現不如預期時，我喜歡這樣比喻，那就像是宇宙中

15 譯註：學障資優生指的是「天賦優異，但可能會有難以專心等學習障礙的學生」。
16 Samuel Goldstein, Learning and the Brain Conference, 2013

的繁星沒能好好地排成一列。

對周遭環境非常敏感

就我的觀察，過動症的孩子非常容易因為 T 恤上的標籤，或是襪子的縫線不對而感到心煩意亂。甚至有時就算天氣不適合，他們可能還是會堅持穿連帽運動外套。我的建議是，就像每個人對溫度的感知都有所不同，家長應該要試著接受這些感受是「真的」。畢竟不斷說服他們襪子的線「沒什麼大不了的」，習慣了就好，會讓孩子覺得自己好像不受理解或不被相信。

過動症是什麼感覺？

想像一下，孩子的大腦就像一座有大街小巷的城市，交通四通八達。這些街道是神經元傳導的途徑，而大腦所須處理的資訊、感官輸入、神經衝動、情緒和指示則構成了整個交通網。對某些孩子來說，他們腦中負責聯繫腦細胞的神經傳導物質有點不太對勁，就像是交通號誌出了點問題，沒辦法同步運作，造成交通大亂。假設一下好了，今天是禮拜五，正值下班時間，突然間，所有交通號誌一起故障了，結果會如何？想必是交通大堵塞，馬路上車子大排長龍，駕駛人惱怒不已，情況一團混亂。這正是過動症孩子腦中的世界。再想像另外一個情境，孩子的大腦就像是他的臥室。雖然東西全在裡頭，但衣服可能扔在床底下、埋在一堆雜物中，不然就是掛在衣櫥的抽屜上，或是根本塞在衣櫃裡頭。當孩子要找出特定的資訊時也是如此，資訊就在那，只是需要花一點時間才找得出來。

這也是為何有些過動症的孩子控制慾特別強。他們掌控不了自己內在的想法和外在的行為，所以就會轉而想要控制身邊的人事物。除此之外，這些內在的混亂也會導致孩子難以適應新的環境、突然的轉變，以及將注意力從一件事移轉到另外一件事上頭。

為了讓腦袋裡的「交通警察」保持清醒，有過動症的孩子，甚或是成人，會尋求外在刺激來幫助自己，即便這些刺激可能是出自不好的行為。例如，有時候孩子會突然開始煩兄弟姊妹，或是大吵大鬧製造混亂，不知道有沒有人注意到這樣的現象？想像一下，當眼前的教材索然無味，腦中又是一片混亂，對孩子來說，還得乖乖坐在位子上實在是困難至極。遇到不甚有趣的事物時，他們通常要非常努力才能夠保持清醒的狀態。這就是為什麼孩子放學回家時，常常看起來都是一副精神透支、滿臉倦容，而這也是為什麼他們的任務常常無法完成，因為一旦有趣的地方做完了，就會被擱置一旁。

這世界傳遞給過動症的孩子什麼訊息？

最傷害孩子信心和自尊的話，常常都是話語的弦外之音。我太常聽到校方宣稱自己「對所有孩子皆一視同仁」，以及「孩子不會因為學習困難或是過動症而受到差別待遇」。不幸的是，從我執業以來，有太多家長和孩子反映說他們的經驗完全相反。

舉例來說，在大衛的新朋友發現他剛從資源教室回來後，他說：「我還以為你很聰明哩。」顯然他誤以為只要是需要協助的人，一定不可能聰明。山姆為了準備明天的數學考試，讀了整晚的書，但隔天老師卻跟他說他還需要「再努力一點」。為了控制自己焦慮的情緒，莎拉很努力地想把比賽辦好，但她的朋友說她「控制慾太強，太想掌控一切」。麥可請教練再解釋一次球隊目前正在演練的戰術，但教練說他「實在很麻煩」，需要「再專心一點」。

對於缺乏自我覺察的能力，也不知道如何應付這些情形的過動症孩子來說，每天要面對這個世界，很可能因此讓他們感到沮喪氣餒。

手足關係

家裡有過動症的孩子，對於手足間的關係，可能會有很大的影響。為了能時時協助和注意有過動症的孩子，家長得花上非常多的時間。舉凡輔導寫作業、帶孩子去看醫生、轉移孩子的注意力，甚至是處罰他們，都會占去陪伴家中其他孩子的時間。更麻煩的是，不管是在家中還是外出聚會或參加活動，有些過動症的孩子都可能會給兄弟姊妹帶來許多困擾，或是造成難堪的場面。

該怎麼辦呢？家長應該要盡可能讓其他孩子也了解過動症會遭遇的困難，並且牢記在心，談論這件事時，不只要讓孩子知道其實每個人都有一些不好應付的個人特質，還要記得正反並陳，說了缺點就得也說說優點。另外，要讓孩子知道「公平」並不等於「平等」。「公平」應該是要給每個人他所需要的事物。只因為有人得到了一副眼鏡，並不代表每個人都需要眼鏡才看得清楚。最後，家長最好還是能把時間平均分配到每位孩子身上，並且要留意過動症孩子可能也會給其他手足帶來壓力，適時與他們分別討論解決問題的策略，以及什麼該做、什麼不該做。

用藥之前，需要知道什麼？

不論最後是否決定要給孩子服藥，事先了解藥物的影響是家長應該做的功課。服藥與否從來就不該匆促決定，正確的資訊相當重要，因此我建議家長應先去找專門研究過動症領域的執業醫師問個究竟。這位醫師應該要認同「藥物治療」只是整體療程中的一環，而非全部，並能促使夫妻雙方一起努力，組成合作無間的隊伍。

如我一開始所講，研究顯示，過動症患者的大腦前額葉皮質裡頭，多巴胺和去甲基腎上腺素的神經傳導活動強度低於正常水準。這塊區域主要掌管情緒控管、工作記憶、注意力、做決定、組織能力，以及神經衝動。

過動症的藥物能夠刺激大腦較不活躍的區塊，提升多巴胺和去甲基腎上腺素的濃度。這就是為什麼孩子本身明明就已經過度興奮，服用了治療用的中樞神經興奮劑後，卻反而能像其他孩子一樣控制自己。

許多家長不願意讓孩子吃藥，尤其是孩子年紀還小時更是如此。我完全能夠理解，事實上，大部分向我諮詢的家長都是想要找出藥物以外的解方。就我看來，要讓孩子學會怎麼運用自身的「特色」，進而取得成功，最重要的因素在於家長本身的教育、是否有持續不斷的支持與陪伴，以及學習環境是否足夠包容和鼓勵，不會讓孩子感到不自在。雖說如此，考慮到孩子大腦中特定激素的濃度低於正常水準，以及因注意力不足和缺乏情緒控管能力而帶來的種種困難，適當服用藥物不僅能緩解症狀，還能讓孩子的生活輕鬆許多，可見還是有其必要。我了解這是非常不容易的抉擇，不容旁人置喙，但就現有證據來看，藥物治療無論如何都至少可以嘗試看看。

自 1937 年起，如派醋甲酯和苯丙胺等興奮劑便已廣泛用於治療過動症，屬於前者的利他能（Ritalin）和其他治療用的中樞神經興奮劑也證實對八成左右的孩子有效。研究還指出，「服用興奮劑對孩子未來是否酒精成癮和物質濫用的影響既不會增加也不會減少」。[17]

不過，因為藥物是否有效，無法全然由患者的年齡和體重推算得知，要找出適當的處方和劑量得一試再試。再者，現在開方配藥的選擇越來越多，家長諮詢的對象應該要能時時獲取新知，與時並進。整個找出合適配方及藥量的過程可能得花上半年的時間，家長若考慮要讓孩子用藥的話，千萬要保持耐心，別輕言放棄。可以的話，記得要記錄孩子的用藥、藥量以及服藥後的反應，如果胃口、睡眠、心情、注意力，或是其他部分有受到影響都要記錄下來。

適當的藥物治療能幫助孩子：

---

17 Stuart Wolpert, *Are children who take Ritalin for ADHD at greater risk of future drug abuse?*, http://newsroom.ucla.edu/releases/are-children-who-take-ritalin-246186, May 19, 2013

- 增加專注力。
- 改善工作記憶與大腦處理訊息的速度。
- 減緩過動與衝動的情形。
- 減緩易怒和偏執的情形。
- 減少暴走、攻擊和不聽從指令的行為。
- 更容易為同儕接納。

千萬記得，過動症是因腦內激素失調而起，非關個人選擇。單單吃藥只能讓孩子比較容易管理自己的情緒和行為，並不會讓他們學會該學的技巧，如果家長沒有清楚劃定界線、履行訂下的規則、對孩子保持高度期待，以及肯定他們所做的努力，那麼藥物治療的效果也只是微乎其微。

什麼時候應該要吃藥？

多數家長不想讓年紀尚小的孩子服藥，但有時可能還是有其必要。有些孩子上課實在很難維持注意力，很可能因此錯過了奠定良好教育基礎的機會，再加上有研究指出，和一般或甚至是有攻擊行為的孩子比起來，注意力缺陷的孩子在閱讀和數學上的發展通常較為遲緩。所以，如果從小就接受治療，孩子在求學期間的收穫將會更加豐富，及早使用藥物治療確實是有幾分道理。

有些孩子則是精力過度旺盛，行事衝動，常常不小心對自己或他人造成傷害，像年紀很小的孩子一樣，一旦丟起東西或是跑跳起來，根本就像是忘了恐懼為何物，也不會有危險的意識。適當的藥物治療可以讓他們不那麼急躁，避免做出太過危險的事情。另外有些孩子因為不太會注意他人的需求，也不懂如何抑制自己的衝動，所以玩遊戲跟聊天時常常停不下來，忽略別人也需要參與，久而久之便容易受到排擠。適當服藥能幫助這些孩子學習應對進退的技巧，更容易應付各種場合，也更容易結交朋友、維持友誼。

不少家長認為孩子只有上課日才需要吃藥，但別忘了，過動症影響的層面相當廣泛，從學校、家庭、交友來往，到課外活動等無一不受波及。若想成功的話，孩子不但在學校要能專心、管理自己的情緒，在生活的其他面向也要如此。有些孩子就發現自己吃藥後，不只運動方面有長足進步，課外活動也有所進展。所以，不管學校的作息如何，保持每天固定服藥的習慣或許才是最佳之道。

該怎麼跟孩子談論過動症？

父母常猶豫該不該跟孩子討論他們有過動症這件事，如果要的話，該什麼時候說？該怎麼說？我總是跟家長說，要不要討論這件事端看個人的決定，然而，必須要考量以下幾點：

- 如果孩子已經接受過動症的檢測，並且發現不是所有人都跟他一樣要做這樣的檢測，他很可能會因此擔心和煩惱。這時，家長可以向孩子解釋，會做檢測是因為他的學習進度似乎有些落後，而且應該安靜坐好時總是坐不住，很容易分心恍神，大家想要了解為什麼會這樣，有什麼能幫得上忙。記得要用具體實例來說明這樣的憂慮確實其來有自，說話要盡可能客觀，不要帶有責備的意味。
- 如果家長決定給孩子服藥，最好要讓他明白自己為什麼要吃藥。這樣一來，孩子不但比較容易接受，也可以適時提供回饋，幫助家長和開藥的醫師了解他的情況。
- 多數的孩子到了十歲、十一歲時，通常都已經從學校友人、電視，或是電影中聽聞「過動症」，但得到的印象多半不太正面。不僅如此，只要有一臺電腦，而且知道怎麼上網搜尋，網路上的資訊簡直是多不勝數，有些提供正確資訊，還相當振奮人心，但有些則是誤人子弟，甚至造成傷害。其實，過動症就像其他敏感棘手但重要的議題一樣，最好由父母親自與孩子討論，因為他們比較知道該如何「掌控整體討論的走向」，還可以當場回答孩子的疑問。一開始，家長可以先了解孩子已經知道了多少，再設法鼓勵他們，並分析過動症的利與弊，讓孩子可以找出面對自身挑戰的最佳辦法。在下一部分和後面的章節中，會有許多幫助孩子達到這項目標的策略。

如果家長也有過動症，怎麼辦？

有些家長本身就受過動症困擾，還要照顧也有過動症的孩子，通常會帶來更多挑戰，因為不但一方面要維持自己的生活，另一方面還要管教孩子，以免他們亂來。這時，如果家長自己願意接受適當的治療，像是藥物治療、認知行為治療，或是 ADHD 輔導訓練等，養育孩子的過程會輕鬆許多，也更可能取得成功。

父母怎麼看孩子，很重要！

截至目前，讀了這麼多孩子所要面對的困難，各位可能不由得會有些不捨和不知所措。在我的工作坊裡，有不少家長為自己之前對待孩子的方式感到懊悔，甚至內疚。以下是我聽過的一些例子：

- 「我之前都以為他只是懶惰而已。現在，我知道他真的很努力想要集中思緒，但就是辦不到。」
- 「他的房間很亂，我總是嫌他嫌個沒完，但我一直沒有發現這件事其實給彼此都造成了很多壓力。」
- 「以前我爸也是一直逼我，所以我以為對孩子就該如此，但根本沒用，我們整天吵個沒完。知道過動症是怎麼一回事後，我發現我對待孩子的方法一點道理也沒有。」

- 「我給了孩子很多壓力，一心希望他可以改變，但卻沒有告訴他『何時』、『怎麼做』，還有『要做什麼』。我想，我們作為父母，也是有需要改變的地方。」

孩子能不能有所進步，最關鍵的因素就在於你如何看待你的孩子。學校生活是如此難熬，老師與同儕總有各式各樣的方法讓他知道自己不夠優秀，孩子的一天順不順利，常常都與這些在他身邊的人有關。因此，家長務必要確保這些人對過動症有足夠了解，就算看到孩子坐在那裡，該做的事情都沒有完成，也要知道這並不代表他們懶惰。他可能正為恐懼所苦，或是想逃避些什麼東西，甚至可能缺乏做這些事必備的技巧。有時，不管動機多強烈，不管孩子意願多麼強烈，就是沒辦法讓大腦專心。想想看，光在一旁看他們這樣掙扎就已經很令人沮喪了，更別提孩子本身會有多痛苦。

種種挫折讓過動症的孩子很容易悲觀，覺得自己什麼都不行。父母必須協助孩子找出他們的優點、興趣，找出他們的熱情所在，因為這些事情會激勵、振奮孩子，幫助他們平安度過那些「不得不經歷的事情」，並從中成長，這其中最好的例子就是學校，因為孩子在那裡常常連自己想做什麼都沒得選擇。總之，父母的任務就是設法用支持、樂觀及創意去平衡孩子所得到的負面訊息。接下來的一章會談到，要讓孩子順利度過一天，家長有時甚至得偷偷動點手腳才行。

用不一樣的角度看過動症

許多名人都曾公開承認自己有過動症，建議家長不 妨多了解一下這些人物，看看在他們眼中過動症是如何影響自己的生活，並帶來事業上的成功。

- 大衛·尼爾曼（David Neeleman），捷藍航空（JetBlue Airlines）創辦人。
- 泰·潘寧頓（Ty Pennington），電視節目《家庭大改造》（*Extreme Makeover: Home Edition*）主持人。
- 詹姆斯·卡維爾（James Carville），知名政治顧問。
- 理察·布蘭森爵士（Sir Richard Branson），維珍航空（Virgin Airlines）創辦人。
- 麥可·菲爾普斯（Michael Phelps），奧運金牌泳將。
- 卡琳娜·斯莫諾夫（Karina Smirnoff），電視節目《與星共舞》（*Dancing With the Stars*）冠軍得主。
- 亞當·李維（Adam Levine），魔力紅（Maroon 5）主唱、《美國之聲》（*The Voice*）評審。
- 謝恩·維克托里諾（Shane Victorino），職業棒球選手。

這些成功人士可以作為家長與孩子沮喪時的安慰及平時的楷模。過動症不過就是孩子的一部分罷了，而且如果好好控制，甚至馴服它，過動症的特質反而可能是孩子最珍貴的資產。

現在，先看看下方左手邊的列表，這些都是常與過動症連結在一起的負面敘述，看完後再轉到右手邊，試著把孩子跟這些正面敘述連在一起，看起來是不是很棒呢？除此之外，家長也許可以考慮把右欄的順序弄亂，讓孩子玩連連看，看他們覺得哪些負面特質，其實換個角度想想，也可以是優點。

過動 ——→ 充滿活力
固執 ——→ 堅持不懈
鎮日幻想 ——→ 有創意、想像力豐富
魯莽 ——→ 敢於冒險、充滿進取精神
太過強勢 ——→ 堅定有自信

思考遲緩 ——→ 思考深入
愛頂嘴 ——→ 獨立思考
懶惰 ——→ 從容不迫
好爭辯 ——→ 口才辨給
控制慾強 ——→ 善於分配工作
太過霸道 ——→ 有領導能力
容易分心 ——→ 好奇心強
時間感差 ——→ 活在當下
難以轉移注意力到下一件任務上 ——→ 非常專注

《分心不是我的錯》（*Driven to Distraction*）一書的作者愛德華・哈洛威爾（Edward Hallowell）說過，過動症患者有「非常了不起的大腦」，它們搭載著「法拉利的引擎」。但問題在於，它們的剎車只有「腳踏車等級」，所以才需要學著去控制自己。學習的過程中，父母要盡量從旁給予支持和指導，並且時常提醒他們要多正面思考，別忘了自己有顆「了不起的大腦」。

準備好你的「黑帶」！

讀到這裡，應該會發現養育過動症孩子是很複雜的一件事，一般常理、規則和架構並不總是一體適用。更麻煩的是，面對孩子難以預測和應付的行為，父母如果無法好好回應，反而會進一步惡化這些他們亟欲避免的行為。除此之外，如果父母害怕管教孩子之後所可能出現的情緒和肢體行為，不願對孩子有所期待，無形間就是告訴孩子，他們可以用情緒綁架身邊的人。孩子會知道，一旦自己出現負面情緒，別人就會乖乖聽他的話。什麼話呢？通常就是別再來設法管教他了。

巴克禮博士（Barkley, 2010）曾這樣說道：

不斷爭辯和反抗之類的行為不是生物本能，也非遺傳影響，而是後天習得。這是從一套我們已經熟知四十年的行為模式而來。孩子的情緒剛出來時，父母選擇如何處理，除了會影響到之後的情緒走向，也可能會讓孩子知道「情緒」是可以拿來利用的工具。

事實上，有一份研究指出，如果父母害怕孩子會有肢體行為，不願進行管教的話，孩子在接下來幾年出現「對立反抗症」之症狀的機率反而會增加（Burke, Pardini, & Lobber, 2008）。

過動症孩子所需要的支持比多數孩子都來得多，這就是為什麼家長需要在養兒育女之道中拿到「黑帶」！孩子需要父母的力量、需要有人可以依靠，還需要知道不論自己有多麼混亂焦慮、給旁人帶來多少壓力，爸媽都會堅定地接住他們。為了孩子，家長必須保持冷靜、井井有條，還要貫徹自己的理念，不能讓孩子無所依憑。即便有時受到管教後，孩子會表現得好像痛恨爸媽，但作為父母必須要能包容這些情緒。父母必須記得自己做的是負責任的父母該做的事，孩子會曉得爸媽這麼做是因為愛他。總之，覺得孩子需要怎樣的父母，就成為怎樣的父母吧。還記得我們的教養箴言嗎？自己的孩子就要好好教養！

在接下來的七章，我們會按部就班建起一個溫暖的家。想要發展出一套明確、能夠支持孩子的養育之道所需要的元素，裡頭全找得到。只要願意接納「自己的孩子就要好好教養」這套理念，並且學著去信任內心的聲音，自信、技巧和策略便會隨之而來。在進入下一章之前，你或許可以花個幾天的時間，好好觀察孩子，不要有任何批判。記得要保持旺盛的好奇心。下次如果叫孩子下來吃飯，卻久久不見他的蹤影，問問自己：「為什麼呢？」是他太專注於眼前的事情，還是在下樓時有什麼事物讓他分了心？有沒有可能是他根本沒意識到自己說「一分鐘後就下去」後，已經過了好一陣子了？有沒有可能是他想避開樓下的某些事物，但沒辦法說，或是不敢說？只要父母越了解孩子行為背後的動機，就越能在必要之時，幫助孩子調整自己、解決困難。

旅程……由此開始。

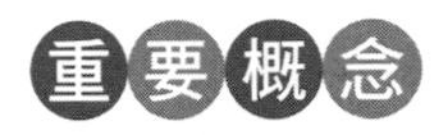

1. 從「有所缺陷」的角度出發。

沒有人喜歡聽到自己的孩子有所缺陷。但現實就是過動症確實會給孩子帶來很大的挑戰，上學時更是如此。就我的觀察來說，承認並接受這些困難真的存在其實會帶來很多幫助。我們必須相信醫生的診斷，接受孩子原有的樣貌，設法幫助他們成長，有必要的話也可以調整自己的期待。

2. 活在當下。讓自己對孩子的期待跟著孩子一起成長。

孩子要花上一些時間才能有所成長，展現所能，說不定比其他孩子要花的時間還長。不過，別忘了過動症患者執行功能的成長速度可能會比一般人慢上 30%，所以，別太擔心孩子的發展，也別一直跟別人家的孩子比較，只要孩子有逐漸進步和成長就好了。

回家作業

1. 觀察孩子和自己的互動，注意一下互動中你喜歡和不喜歡的部分。注意一下彼此花了多少空閒時間相處，過程中發生了什麼事。回顧本章談到的過動症特質，注意一下孩子有哪些行為可能跟這些特質有關。不要批評，也不要擔心改變，好好注意和觀察就是了。
2. 到目前為止，因為挫折和不了解，你可能對孩子做過一些令自己後悔的事。給孩子寫一封信吧，但不用真的給他看，因為主要是寫給你自己。談談這段時間自己沒有說出口的想法與感受，從你生氣的點開始寫起，再寫傷心的點，接著說說自己對孩子有哪些憂慮和後悔的地方。最後，寫下對孩子的愛，寫下那令人愉快無比的感覺。寫下所有的東西，一股腦把所有煩惱與挫折通通丟出來，一點也不要留。之後，等你準備好了，就把這封信撕掉，讓一切過去，原諒自己和孩子，是你重新上路的時候了。

3. 因為孩子未來可能會有需要證明自己有過動症的時候，所以建議找一個活頁夾，把和過動症有關的重要資料依照時間順序收在裡面。舉例來說，孩子之後可能會想上大學，或是成為律師和醫生，那麼考「法學院入學考試」(LSAT) 和「醫學院入學考試」(MCAT) 時，就得證明自己確實有特殊身分。由於辦理「學術水平測驗」(SAT)、「美國大學入學考試」(ACT) 以及上述兩個大考的美國大學理事會 (College Board) 是由不同的單位組成，所以針對特殊考生的規則也有所差異，有時就算孩子從小到大讀的學校都同意給他特殊安排，面對這種大考時還是需要出示完整的紀錄和資料才行。我建議活頁夾中可以收錄以下幾個部分：諮詢過的專家和醫師列表（記得附上聯絡資料）、專業醫療評估、服藥紀錄（包括藥名、劑量、服藥歷史和效果）、成績單、標準化測驗的紀錄、成績進步表、校方的聯繫資料、個別化教育計畫和 504 計畫的紀錄（請參閱附錄二），以及家長每一年的觀察紀錄（孩子的突破和成功，以及家長的顧慮等等）。每份資料記得都要留有正本。畢竟有些事情當下記得一清二楚，但許久後再回想，卻可能變得模糊不清。

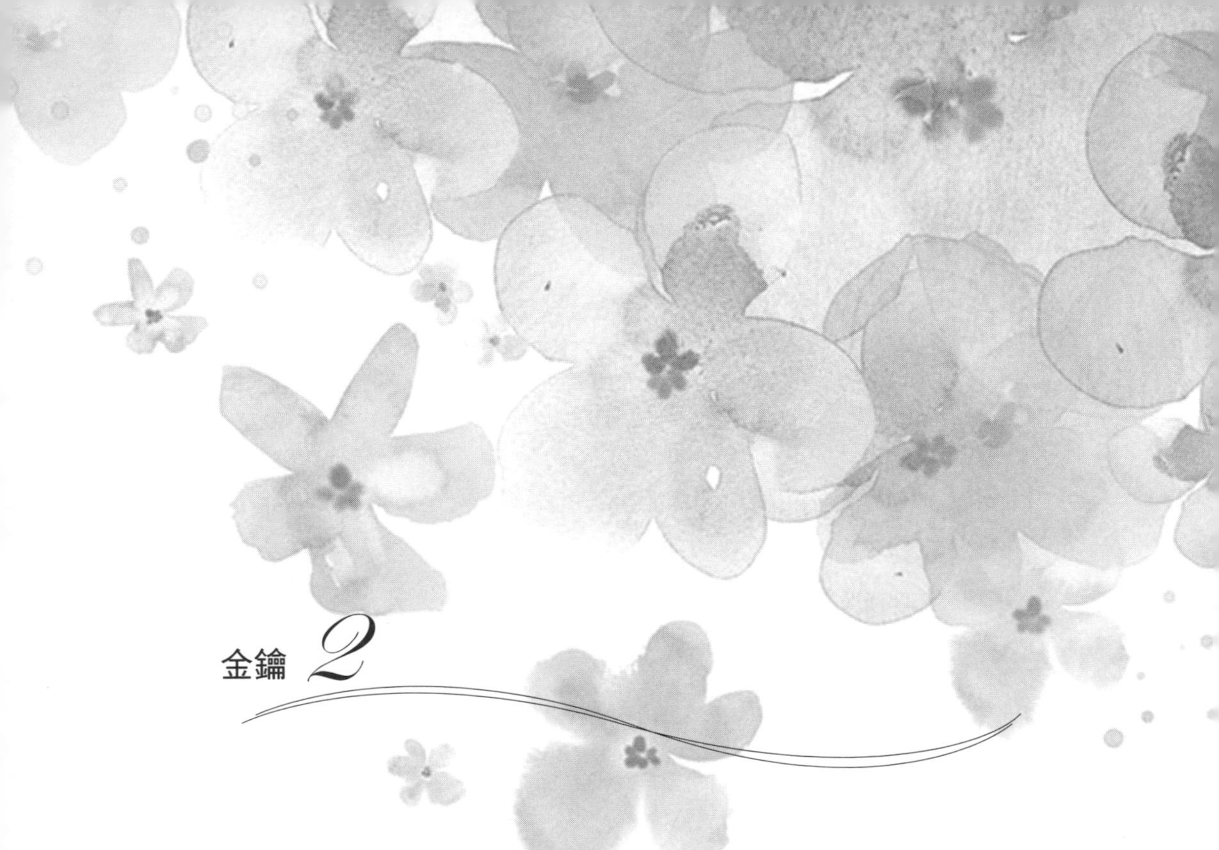

金鑰 2

冷靜，真的很重要！

「領導力就是人們會想仰賴你，你的反應給他們信心。如果你掌握局面，那麼他們也就掌握局面。」

——前達拉斯牛仔隊總教練湯姆·藍德瑞（Tom Landry）

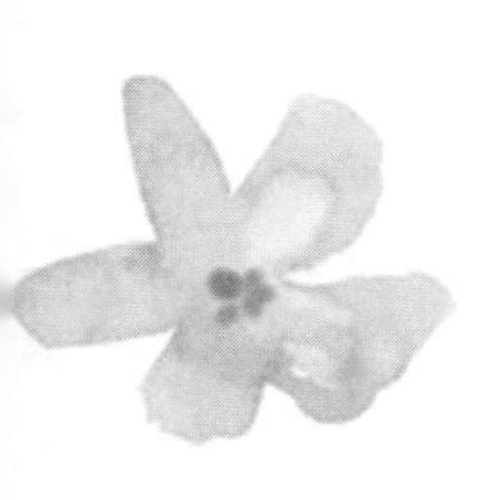

「你可不可以冷靜一下啊？」「我一直大吼大叫，我覺得好沮喪……」你，或是你的另一半，有時候會不會說出這樣的話呢？如果你就跟大多數我所認識的父母一樣，那麼一早醒來，你可能會暗自下定決心，心想今天一定要保持冷靜，但不曉得為什麼，又有莫名其妙的事發生，原本平靜的心湖又波動了起來……在上一章，我請你花個幾天的時間，注意看看過動症和執行功能是怎麼影響孩子生活中的許多面向，以及與你的互動。而在這個章節裡，我們不只要看看「冷靜為什麼重要」，也要學習如何真正冷靜下來！

「控制」扮演了怎樣的角色？

很多小朋友可能不同意，但家長通常不太喜歡一個勁兒的叫孩子做這做那。當然，有時讓事情「順著自己的意走」確實很不賴，不過多數我所認識的家長其實更期待跟孩子建立愉快、和平的關係，彼此相處時除了充滿歡笑，也沒忘了尊重、學習和付出。雖說如此，許多家長一開始還是得勤下指令、劃定界線，以及管控家中絕大多數進行的活動和決定。為什麼呢？這是因為家長需要建立一個安全、有規則的環境，以利孩子學習以及確保重要的任務得以實踐。

有些孩子就像黏土，可塑性很高，在一定程度之內，家長都能溫柔地引導他們。雖然時不時會反抗和抱怨，但這些孩子大多還算聽話，請他們做什麼最後通常都還是會去做。

有些孩子則像仙人掌花，不好培育，也不夠有彈性，總是照著自己的步調生長，誰也不能催他們開花。這就是我們固執的孩子，內在也許賞心悅目，但卻著實不好應付。為了讓生活順利進行，父母常會善意的想要引領孩子去吃飯、打掃、打理自己，還有做作業，然而，對他們來說，這些指令即便比不上是公開宣戰，還是會帶來許多挑戰。

所以，父母要思考如何在「控制」與「過度控制」間取得平衡。若沒法取得平衡，混亂、爭吵和龐大的壓力便會隨之而來，不但令人疲乏，也會傷害所有牽連其中的人。當然，父母對整體情況應該要有所掌握，但與此同時也該知道何時及如何放手，這並不容易，就我看來，「控制」指的是家長應積極主動地判斷何時該有所作為，何時又該鬆手。不過，「何時」以及「如何」的問題我們稍後才會談到，現在先來看看「控制」對孩子的生活有何影響。

一探過動症最棘手的特徵

上一章列舉了許多會影響孩子表現和行為的過動症特徵，但有句話是這樣說的：「如果你遇到了一位過動症患者，那麼你只是遇見了其中一種過動症患者」，這些特徵對不同孩子所帶來的影響有所差異。就我諮詢的經驗看來，對孩子造成最多困難的特徵是以下幾種：

- 情緒管理不佳。
- 處理訊息的速度偏慢。
- 工作記憶不佳。
- 無法專心。
- 衝動。
- 時間感不佳。
- 執行功能技巧不佳。

請父母務必記得，伴隨著這些特徵，孩子必須度過每一天的感受是如何，特別要多想想他們大腦中的混亂。如果是我的話，我喜歡將那團混亂想像成是不同顏色的顏料交雜在一起，畫面雖然混亂，但也有自成一格的美感。

圖 2.1 是以前小學四年級的數學題目，但在美國現行的「共同核心標

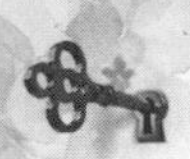

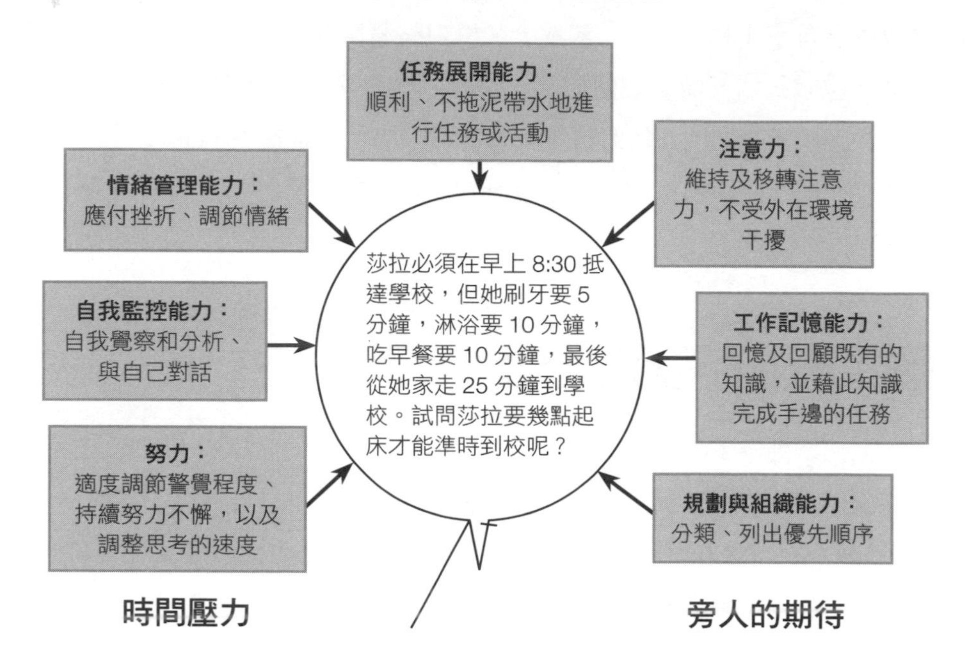

圖 2.1　執行功能技巧所須處理的壓力

準」[1]之下，卻成了小學三年級要面對的題目！想像一下，如果圖 2.1 的這顆氣球代表孩子計算答案所需要的大腦空間，孩子運用每一項執行功能時，就會對大腦的前額葉皮質造成壓力，這時若再加上時間壓力和旁人的期待，有些孩子恐怕會承受不住，這顆氣球自然也就會爆掉了。

不過，這只是一個例子而已，科學、社會科學或運動等科目，甚至連打掃房間和做美術作品都有可能讓孩子大喊吃不消。

我們能不能迅速處理訊息，妥善管理自己的情緒，有效地做出回應，取決於面對的問題為何。巴克禮博士曾這樣形容：每個人都只有有限的燃

1　譯註：共同核心標準（Common Core standards）是 2010 年由全美各州州長及教育主管聯合公布的一套教育標準，可說是美國教育圈近年的一大改革。這份標準列出了美國中小學各階段學生所應掌握的知識和技能。

料箱來控管自己的情緒及回應周遭的環境。然而，由於過動症患者情緒控管方面天生就有所缺陷，所以他們的燃料箱更加容易受周遭環境、旁人的期待以及過去的經驗所影響。如果遇到的問題越需要動用到原本就比較薄弱的執行功能，他們所剩能克制自己的燃料就越少。這裡提醒一下，睡眠和運動的品質及攝取的營養，也都會影響到執行功能的運作和自我控管的能力。

不管是起床漱洗打扮、全神貫注在一件事上，還是面對一天的起起伏伏，過動症的孩子通常都需要花上比同儕還多的精力。想像一下，孩子的身體就像是個油箱，而臉則代表油量表。上了一天的學後，孩子疲憊到了極點，自我管控的能力自然會隨之下降，更容易出現過動症的症狀。他負責運作自我管控能力的燃料已經全空了，這時，家長如果不讓他有時間重新充飽能量，反而不斷加諸壓力，再小的要求都可能引起雙方的衝突。

該怎麼辦呢？當孩子放學回家時，請記得他可能就跟受工作折磨一天的人沒什麼兩樣。無論家長多想知道他考試考得怎樣，或是今天有多少作業，他可能實在沒有興趣重述這一切，尤其是這麼做很有壓力，或是反而會造成更多壓力時更是如此。這時，不妨給孩子一些點心和空間，或是輕鬆地談談你自己今天發生了什麼事，盡你所能幫助孩子恢復活力。

對孩子而言，壓力無處不在。父母大吼大叫、爭執，或是要求他們必須達到自己的標準都是壓力的來源，而學業、社交及課外活動帶來的壓力自然也不在話下。有些人相信適當的壓力可以激勵人前進，確實如此，短期而言，壓力能讓人聽話、專心和加倍努力。父母大吼大叫、給孩子施加壓力時其實就是這樣，不是要他們快快起身做事，就是要遵守某些行為。

但猜猜怎麼著？這樣的策略雖然立意良好，但以壓力來迫使孩子做事其實常常會造成反效果。

當然，作為家長，我們有充分理由解釋自己的憤怒和挫折，以及為什麼覺得有必要逼迫孩子等，但我必須說，像這樣令人充滿壓力的態度，在多數的例子裡其實不會有太多正面的影響。同理，如果孩子處於焦躁不安的情緒中，除非可以真正冷靜下來，覺得安全跟放心，不然不大可能以正面的態度回應任何眼前的任務。

這是為什麼呢？

大腦中專司思考和執行功能的前額葉皮質會因壓力而關閉。理性的思考受到干擾，大腦進入生存模式，這時，大腦中較原始、主掌情緒的杏仁核就會接管一切。杏仁核同時也是恐懼的反應中心。舉例來說，我們聽到突兀的怪聲時，杏仁核會立即回應潛在的威脅，而連結大腦思考與情緒區塊的迴路會關閉，前額葉皮質停止活動，讓身體可以將所有的能量供生存所用。這就是為何許多人面臨壓力時，總是覺得沒辦法好好思考。

大腦的情緒區塊察覺到真正的威脅時，可能會出現反擊的行為，或是感到不知所措，甚至想一逃了之。還記得過動症孩子在掌管情緒控制的執行功能方面，成長速度可能會比一般人慢上 30% 嗎？因此，他們感受到的壓力越大，就會越難以專心、集中精神及管理自己的情緒。

這裡有個問題：要是孩子情緒失控，完全不甩父母所要他們做的事，或者甚至做起父母不要他們做的事，多數的父母感受如何？挫折、不耐、恐懼、焦慮，或者是憤怒？但仔細想想，孩子這時最需要什麼呢？應該是冷靜、掌握全局、能帶來安全感，並且願意全然接納他們的人。要做到這樣當然不容易，尤其是父母自己都因為工作繁重、孩子的藥效逐漸消退，還有要滿足各種需求，而忙得焦頭爛額時，要掌控情緒還真不容易。

所以說，請務必記得：

若是冷靜不下來，不論爸媽如何諄諄教誨、威逼利誘，或是安撫跟警告威脅迫在眉睫，孩子都是聽不進去，也不會好好思考的。

若是冷靜不下來，學習就不會發生，自然也解決不了任何問題。

一磚一瓦蓋新房

從現在開始每一章，我都會介紹一項蓋起我們新房子的元素。首先，無論是哪種類型的房子，穩固的基礎是絕對少不了的。我們這棟房子的地基就是「冷靜」（見圖 2.2）。若要打好這項基礎，有以下四項訣竅。

一、做孩子的榜樣：保持冷靜

對某些父母來說，保持冷靜不是件容易的事。要做到這點，父母的首要之務不在於改變孩子的行為，而是要先改變自己的行為。父母必須下定決心先做好自我管理和控制，做孩子的榜樣。當然，每個人冷靜的方法有所不同，這裡提供幾項大致通用的策略：

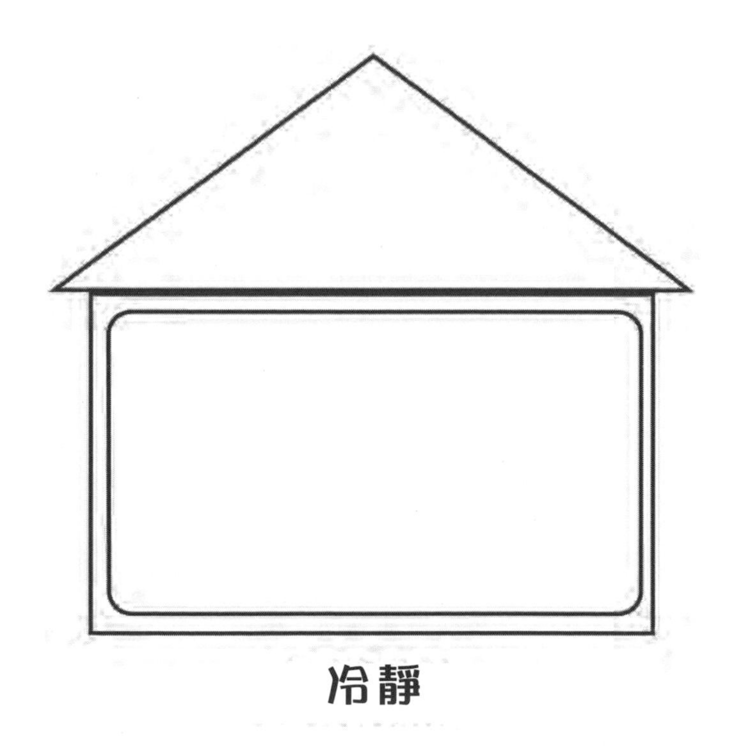

圖 2.2　房子的地基——冷靜

- 慢下來，呼吸一下，讓人平靜下來的那種呼吸。緩慢、深沉、有節奏的呼吸能改變腦內的化學作用和降低血壓。瑜伽是學習這種放鬆呼吸法很好的方法。只要一分鐘，就能感覺到身體有所差異。
- 在腦中慢慢、有節奏地數到10。這跟說「給我聽好，現在我要數到10喔，你最好給我……」不一樣，這是給自己一個慢下來及和緩情緒的機會。
- 降低音量，語氣放軟。我們溫柔說話時，就不容易表達出過於極端的情緒，這樣一來自然可以改變心情。
- 注意自己的肢體語言。試著坐下來，或是把雙手放在身體兩側，這樣看起來會比較不那麼激動或咄咄逼人。
- 靜靜地離開孩子一會兒。這並不是拒絕或是避開孩子，而是我們需要一時半刻來重整情緒，以免做出衝動、不適當的反應。冷靜之後，可以告訴孩子這是我們用來冷靜的方法，讓他們也能學到適當的冷靜技巧。
- 時常提醒自己「沒有冷靜，就沒有學習」。

自己的情緒自己掌管！如果覺得有幫助，也可以在家裡幾個重要的地方，貼上寫著「冷靜就是力量」的便利貼。這樣能夠運用到自己的執行功能，幫助思考、計畫，以及解決問題。

二、自己的孩子就要好好教養！

這項觀念可以幫助家長以適當的態度教養孩子。

- 請拋開一切時間表，別預設孩子什麼時候要達到什麼目標。別忘了過動症孩子的發展可能會比其他人還慢上30%，所以會需要更多時間，才能展現潛能。
- 讓自己對孩子的期待跟著孩子一起成長。等孩子越長越大，可能會有意想不到的發展，肯定會讓你既驚訝又開心。

- 放緩步調，降低對孩子的某些期待，至少目前可以先這麼做。有一些事情就算孩子現在不做，並不表示錯過最佳時機，未來就做不了這些事。歷史上有多少大器晚成的人呢？名廚茱莉亞·柴爾德（Julia Child）到了四十幾歲才學做料理；美國數一數二有名的畫家摩西奶奶（Grandma Moses）七十五歲才開始畫畫；而哈蘭德·桑德斯（Harland Sanders）上校一直到六十五歲，才用了社會保險金創立了肯德基。很多人其實只是需要多幾年來慢慢成熟茁壯，才能開花結果。
- 在身邊或是周遭放一些孩子的照片，不是那種拍得完美無瑕的照片，而是會讓父母不禁微笑的生活剪影，那些孩子在認真做事、享受生活，看起來快快樂樂的照片。
- 別人不了解自己遭遇的困難有多棘手，或是付出了多少努力時，別太在意他們的意見和評論。了解情況的人，不需要多做解釋，而不了解情況的人，解釋得再多也是徒勞。

三、表達自己的感受，但不要羞辱、責怪或批評

溝通的問題到金鑰 4 一章才會深入討論，但這裡先提醒一下，糾正或鼓勵孩子時，要注意自己的用字遣詞。好好說話總比氣急敗壞來得有效，孩子如果聽得懂父母到底想講些什麼，回饋當然豐富不少。請寬容對待孩子，用同理心和支持，取代羞辱、責怪和批評。

一旦家長開始修正自己的行為、克制自己的焦慮感，成為孩子可以倚賴的後盾，家中的氛圍就會有所改變。所以說，想要打造冷靜的家庭氛圍，父母得從自身做起。成功之後，再思考如何與孩子溝通。

四、教教孩子冷靜的訣竅

當然，不論原因為何，有時候冷靜的情緒必然會受壓力、焦慮或怒氣所影響。許多孩子應付得了隨之而來的挫折、變動或沮喪的情緒，有些人

甚至可以從極端慌亂瞬間冷靜下來，但也有些孩子做不到。父母必須積極主動地告訴孩子冷靜「為什麼」如此重要。從教孩子一些關於大腦的基礎知識開始著手，只需要簡單地教育一下，孩子就能更加了解、重視和掌握自己的行為。除此之外，談論這件事時，記得要選個輕鬆的時間。不過，如果還沒準備好分享這些知識，也不用擔心，稍後我會分享一些方法，讓父母可以創造機會跟孩子進行討論。

這裡有一些關於大腦的基礎知識：

人類大腦的前方是額葉，不但主掌思考，也掌控「大腦執行功能」，可以幫助我們：

- 開始一項任務／踏出第一步。
- 專心。
- 提取儲存於記憶系統中的資訊。
- 訂定計畫和規劃組織。
- 調節努力的程度。
- 監控自身行為。
- 管理情緒。

我們就是大腦的「執行長」，大腦的各部分則是「經理」。我們必須確保這群經理各個訓練有素、動力十足。如果有「經理」碰上了麻煩也別擔心，我會教你怎麼訓練和加強他們的技巧。

大腦的後方則有掌管我們情緒的「杏仁核」。面臨壓力和焦慮時，這個區塊就會接管大腦，讓額葉部分很難全力運作。這時，想要有所表現，或是要解決問題和學習，就會變得非常困難。

除此之外，父母也能跟孩子談談營養攝取、運動和睡眠。想要過好的生活，這三大元素絕對不可或缺。不過，每個人所需要的分量有所不同，幫助孩子找出自己的需求量，對他們會是終生受益不盡的一課。總之，只要有任一元素不在最佳狀態，要處理每天的工作和應付各種壓力來源就會變得難上不少。

該怎麼辦呢？簡單談談睡眠的重要吧。身體需要睡眠來成長、修補、釋放壓力，以及促進學習效果，即便時間長短會因年齡而有所差異。美國兒科學會（American Academy of Pediatrics, AAP）指出，三到十歲的孩子每晚需要十到十二小時的睡眠；十一到十二歲的孩子則需要十小時的睡眠，而青少年應該要睡滿九小時。觀察發現，其實很多孩子都沒有得到應有的睡眠，年紀越大越是如此，像是青少年時常為了功課、課外活動、打工，以及滑手機或玩電腦而熬夜。此外，隨著年紀增長，生理時鐘也會改變，而這會導致孩子更難早點就寢。美國兒科學會因此支持將上學的時間往後調整，承認孩子若能多睡上一會兒，成績也會有所進步。

言歸正傳，即便孩子知道「冷靜」很重要，也不代表能輕易做到，假如沒有相對應的技巧和知識，再怎麼提醒他們冷靜下來用處也不大。父母可以找個安靜、輕鬆的時間，帶孩子多認識一些冷靜的訣竅，並且一起腦力激盪，找出最適合的策略，如此一來，隨著年歲增長，孩子才有能力控制自己的情緒。探索最佳方案的過程中，若孩子需要什麼工具和空間，父母也都應該盡可能提供。這裡提供幾點初步的建議，接下來幾章會再深入探討。

首先，孩子鬧起脾氣時，父母可以溫柔地向他們告知自己的觀察，讓孩子不但能意識到自己的狀況，也可以注意到自己的情緒變化，看看是太過疲倦、飢腸轆轆、心情沮喪、生氣憤怒，還是只是因為太過無聊。不過，請記得用詢問的方式，或是提出自己的觀察，像是「你看起來有點……是不是覺得無聊了」，或是「我看你這樣……是不是肚子餓了」等，而不要直接幫孩子下結論。另外，父母也可以幫孩子設計一支「情緒溫度計」（見圖 2.3）。

下面這支是憤怒溫度計，主要想展現一個人從冷靜慢慢增溫到激動時，這股憤怒的情緒會如何影響自身，引來怎樣的結果。找個彼此都冷靜的時間，給孩子瞧瞧這支溫度計究竟是怎麼一回事，或者乾脆和孩子協力

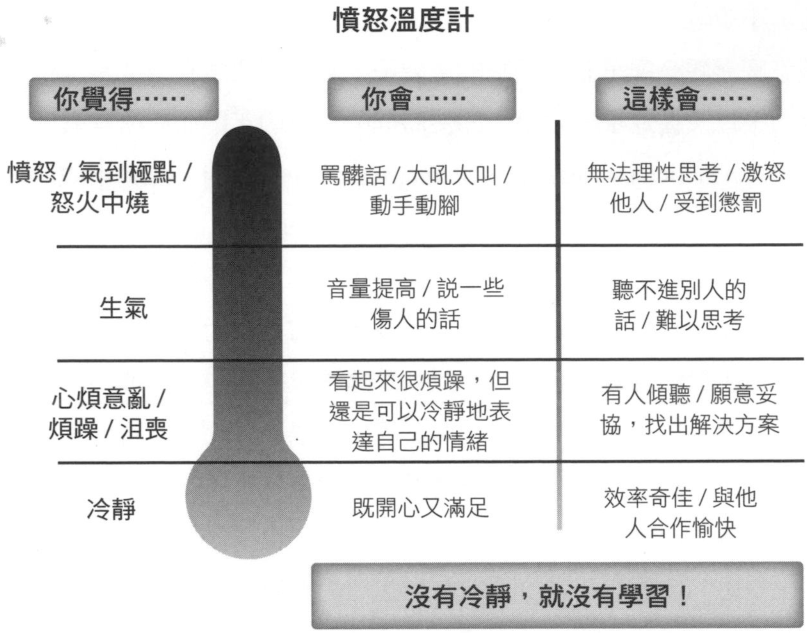

憤怒溫度計

你覺得……	你會……	這樣會……
憤怒/氣到極點/怒火中燒	罵髒話/大吼大叫/動手動腳	無法理性思考/激怒他人/受到懲罰
生氣	音量提高/說一些傷人的話	聽不進別人的話/難以思考
心煩意亂/煩躁/沮喪	看起來很煩躁，但還是可以冷靜地表達自己的情緒	有人傾聽/願意妥協，找出解決方案
冷靜	既開心又滿足	效率奇佳/與他人合作愉快

沒有冷靜，就沒有學習！

圖 2.3　情緒溫度計

設計一支，先想出幾個假想事件，或是直接拿以前發生過的事情為例，讓孩子自己想想看遇到這些情境會有何感受，又會如何回應。這個溫度計不僅能表現壓力，也可以用來說明像信心或其他情緒的影響。孩子一旦感到煩躁，父母除了要讓他們注意到自己的身心正在釋放警訊，還要助他們一臂之力，找出造成心情不佳的事情是什麼。要是孩子深感沮喪，或是憤怒無比，可以請他們立刻想三件心懷感激的事，緩解負面的情緒。當然，這麼做解決不了事情，但孩子可以用較佳的狀況應付挑戰。除此之外，孩子上課時會比較願意接受新事物，因為別無選擇，哪都去不了，所以父母不妨將方才提到的「情緒溫度計」介紹給學校老師，讓他們編入教材，在課堂上傳授給全班的孩子知道。

另外，父母還可以跟孩子事先說好，如果他鬧起脾氣時自己會怎麼處理。有時家長在旁，反而會讓孩子的情緒更加激動，這時，暫時離開現場對情況或許比較有幫助。但是，如果父母決定這麼做，就必須先行告訴孩子，這並不是要拒絕或忽略他們，只是希望彼此都冷靜一下、有個好好想想的機會。

再來，要是孩子有應付不了的情況或人物，父母當下也不該強求，而是該盡量幫忙避開。舉例來說，如果去某些派對或活動讓孩子很是焦慮，那麼家長或許該幫忙有禮貌地婉拒邀請，不要硬逼他去。又或者，每次孩子去阿姨家找表哥玩的經驗都不是太好，也許該暫時別登門拜訪，等他處理這些挑戰的能力強一點再行恢復。

有些特定的狀況可能會刺激孩子，像是宗教禮拜或家庭遠足等，但父母可以透過增加休息時間、更動座位排列等方法，讓他們覺得舒服一些。

除此之外，如果不想讓煩心的事一再占據孩子的注意力，父母也可以試著轉移焦點到其他不相干的人事物上。總之，不論做什麼，只要別讓孩子一直處於沸騰的情緒中，就是好辦法。幽默感也會有幫助，但千萬要視孩子的處境謹慎而行，以免誤踩地雷。

如果擔心孩子出去郊遊或身處公眾場合時突然暴走，雙方可以事先約定好一個暗號，方便提醒孩子他正在失控。不僅如此，還可以預備好一套劇本，讓他能從容離開現場。之後，帶孩子去吃些點心或是玩點小遊戲打破僵局。玩什麼遊戲也要先準備好，時間不長，而且有確切結束點的遊戲為佳，像是四子棋、終極密碼（猜數字），或是比大小。玩遊戲聽起來雖然很像是獎勵，但務必記得「沒有冷靜，就沒有學習」，問題也解決不了。孩子需要冷靜，才能繼續前進，有什麼問題要解決的話，等彼此情況好一點再行處理會比較有效率。

一個擁抱和一些安慰的話語也非常重要，有時在那當下他所需要的同理甚至可能比解決問題本身還重要。

另外，父母或許還能依照孩子年紀的大小，考慮幫孩子製作一個實體或虛擬的「冷靜工具箱」。實體的冷靜工具箱裡頭除了放真正的工具，還可以用相對應的圖片或文字當作替代品。孩子能找個工具箱來自行裝飾，或是拿個背包來裝這些工具都可以。「冷靜工具箱」可以放在孩子房間裡，也可以放在車上，總之，父母覺得這工具箱在哪裡能發揮最大功效就放哪裡。製作冷靜工具箱時，千萬別忘了聽取孩子的意見，畢竟這個過程本身就非常有教育意義。有時候，箱子裡的工具甚至不用出場，光是箱子本身就能喚醒孩子克制自我的能力，慢慢冷靜下來。父母可以盡量發揮創意，並且常常更替工具箱裡的內容物，以下也提供幾件有用的工具：

- 貼紙。
- 蠟筆。
- 紙。
- 吹泡泡玩具（吹泡泡的動作可以幫助孩子冷靜及調整呼吸頻率）。
- 卡片。
- 培樂多黏土玩具組。
- 小手拍玩具。
- 上了膜的卡片（可以拿來玩「我是小間諜」[2] 那種，只需動口就好的遊戲）。

另外，父母也可跟孩子討論看看，有沒有工具箱以外的策略可以幫助他冷靜下來。以下提供一些建議：

- 請孩子調整自己的呼吸，想像身體放鬆。
  - 怎麼做？可以試著在餐前、餐後，或是車子裡，請所有人坐到椅子邊緣，脊椎打直，腳尖不要超過膝蓋，慢慢地深呼吸，屏息兩秒，再用鼻子慢慢吐氣，一手可以放心臟處，另一手則放

2 譯註：「我是小間諜」（I Spy）是歐美國家許多父母喜歡在長途車程中跟孩子玩的遊戲。玩法如下：先選一個人當小間諜，他要在心中選定一項事物，說：「我是小間諜，我剛剛看到了一個東西，它的第一個字是／它的叫聲是／它的顏色是／它是用什麼東西做出來的……」其他人必須隨時注意周遭事物，設法猜出小間諜看到了什麼。更詳細的遊戲玩法，可以自行上網搜尋。

肚子上，真實感受一下呼吸的頻率。一天重複三到四次，看看大家做完後是否會比較冷靜和舒服。

- 製作護貝的卡片，寫上孩子所想出來的冷靜策略。
- 請孩子進房間冷靜，就像烏龜遇到危險時，會想要躲進殼裡一樣。
- 提供孩子一些事物來發洩怒氣或沮喪的情緒，例如沙包，或是讓他們拿鼓棒打枕頭。
- 請孩子做點運動來宣洩壓力。運動能提升大腦內多巴胺、血清素（serotonin）和正腎上腺素的濃度，而根據研究，血清素太低有可能會導致憂鬱症。在家附近快走或是跑步、打五分鐘的籃球、做幾組推牆伏地挺身、打手球、舉重、打桌球，或是找個彈回來不會傷到人的泡棉球往牆上丟等，都是不錯的選擇。
- 讓孩子沖個澡或是聞一點有鎮靜效果的香氛或精油。
- 給孩子日記本或便條紙，寫下自己當下的想法與感受，這樣不但能幫助釐清思緒，也可以舒緩負面情緒，或許還能想想怎麼回應會比較妥當。
- 看孩子有沒有或是願不願意用一些「療癒小物」，像是毯子或小毛巾之類的東西。不過，倒不一定要小嬰兒用的那種安撫小毯子或被子。
- 給孩子聽音樂，或是看雜誌。
- 教孩子如何表達情緒，像是說「我覺得很……」，這樣他們才能精準說出自己的感受。如果孩子還太小，父母也可考慮用表情貼圖來輔助。印出來後別忘了護貝。

一旦孩子冷靜下來，父母可以試著重返現場，看看剛才究竟發生了什麼事，並且想想看該如何解決問題，舉例來說，父母可以問：「嘿，剛剛叫你整理桌子時，發生了什麼事啊？怎麼會這樣？」問話時，記得要溫柔一些，千萬不要有先入為主的想法，也可以邊說邊抱抱孩子。於金鑰 5 一章我會再談到進行這類對話時，有哪些更具體的策略可以使用。

正念

許多人相信，只要能觀察及回應自己的想法與感受，就能為心理狀況帶來正面影響。這正是「正念」的核心概念：積極主動、不帶評判地感知自己的想法和感受，並且集中注意力，迎向清楚且正面的思緒。

父母可以這麼想：與其讓紛亂的思緒及感受影響自己，不如拉回注意力，學習如何活在當下，一旦壓力和焦慮得以緩解，就能以更加冷靜的態度面對挑戰。有個簡單的辦法，可以讓孩子也學會這項技巧：請孩子含一顆巧克力糖或是一口馬鈴薯泥之類的食物在口中，集中注意力在自己的感官上，好好感覺一下味道如何、口感如何，還有聞起來如何等等，集中注意力的時間盡可能越久越好。結束後，再請他們回想一下，剛剛全神貫注時，是否覺得比較不受其他雜念影響。

學習和練習正念可以有效抒解壓力，減少過動症患者時常出現的情緒大幅波動。有大量證據顯示，長期進行冥想的人不但專注力會提升，自我監控和情緒管理的能力也會有所增進。正念的技巧每天都能派上用場，而且練習這些技巧不分長幼，成年人和孩子都可以試試看。父母可以先行學習，再帶孩子深入了解，全家一起練習，或者至少父母和孩子一同進行，相互扶持絕對會事半功倍。畢竟，「別管我怎麼做，照我說的做就對了」那一套可從沒起過太大的作用！

年紀較小的孩子和青少年，會偏好短一點的練習週期和多一些實作的機會。怎麼幫助孩子和自己開始學習這些技巧呢？簡單來說，重點就在於訂定計畫，並且確實執行一段時間，直到養成習慣，就像做其他運動一樣。當然，在這個過程中，希望也可以培養出熱情，學會欣賞和享受這件事。除此之外，本章最後的「回家作業」也列出一些相當不錯的資源供父母參考。

最後再談談冷靜這回事

冷靜並不簡單，相信大家都知道，而且如果親子之間早就習慣用高強度的情緒反應來溝通和解決事情時，更讓改變難上加難。但困難歸困難，改變絕對是可能的，而且會帶來許多可貴的好處。許多曾來諮詢的父母都紛紛告訴我，他們現在開始學習冷靜下來，不再說服自己大吼大叫是必要之舉，而在這之後，家中的氛圍真的也與之前大有不同，彼此都不再那麼緊繃，問題也逐一解決，「愛」慢慢又有了增長的空間。要成就這項目標，父母除了要稍微調整當下對孩子的期待和要求，或許還需要多加包容孩子因為無聊、失望和生氣所產生的無力感。另外，有時孩子會遇到難題，但父母可能無法幫忙解決，或者是其實不該出手相助，這時唯一能做的，只有幫助他們處理當下的情緒。接下來的章節會再深入探討怎麼幫孩子做到這點。

最後，如同我在前一章所叮嚀的，別忘了給自己幾天的時間消化和練習本章提到的概念。相信我，沒有一蹴可成的魔法，只有一步一腳印，才能達成目標。

冷靜就是力量！

重要概念

- 沒有冷靜，就沒有學習。
- 有些孩子不會為壓力所激勵，只會被壓力壓垮。
- 有時父母所需要管理的，反而是自身的壓力。父母催促孩子做事，雖然立意良好，但帶來的後果一樣是負面的，舉例來說，叫孩子快點做完功課，才可以去公園找朋友玩，可能會讓他們覺得有壓力和格外挫折，反而比冷靜時的效率還糟。別忘了過動症的孩子除了處理訊息的速度比較慢、注意力和工作記憶有所缺損，還要面臨許多困難，所以有時就算他們想要快一點也做不到。

- 我們控制不了別人要做什麼，但能掌握自己要做什麼。無論怎麼嘗試，我們都無法掌控別人的行為，只能事前設法預測，事後想辦法回應。因此孩子需要知道，自己要做出什麼反應是全然操之在己，有的人可能會來惹他、挫敗他，甚至傷害他，但他要控制自己，絕對不能被這些人牽著鼻子走。

回家作業

1. 必要時，跟孩子討論冷靜的重要和好處。討論時間不要選大家壓力都很大的時候，進行的方式也不要看起來像是要懲罰或是批評孩子。另外，請複習本章所提到的建議，嘗試應用於日常生活中。
2. 列出最有效的五項冷靜策略，印出來放在自己視線所及之處，除了方便隨時使用，也可當作每日的提醒和支持。就我所知，養成習慣需要重複一件事三十到四十次，或者是連續做上二到三個月的時間。所以，對自己和身邊的人有點耐心吧！
3. 找找看所住的城市有沒有學習和練習正念技巧的地方。另外，這裡推薦兩本值得一讀的書：

   (1) 蘇珊・凱瑟・葛凌蘭（Susan Kaiser Greenland）所著的《這樣玩，讓孩子更專注、更靈性：幫助你的孩子克服壓力，更快樂、更善良、更有同情心》（*The Mindful Child: How to Help Your Kid Manage Stress and Become Happier, Kinder, and More Compassionate*，中文版由橡樹林出版社出版）。

   (2) Manuela Mischke-Reeds 的 *8 Keys to Practicing Mindfulness*〔按：目前尚未有中文版，或可參考《孩子，我們一起靜心吧》（Calm Kids）一書（中文版由橡實文化出版）〕。

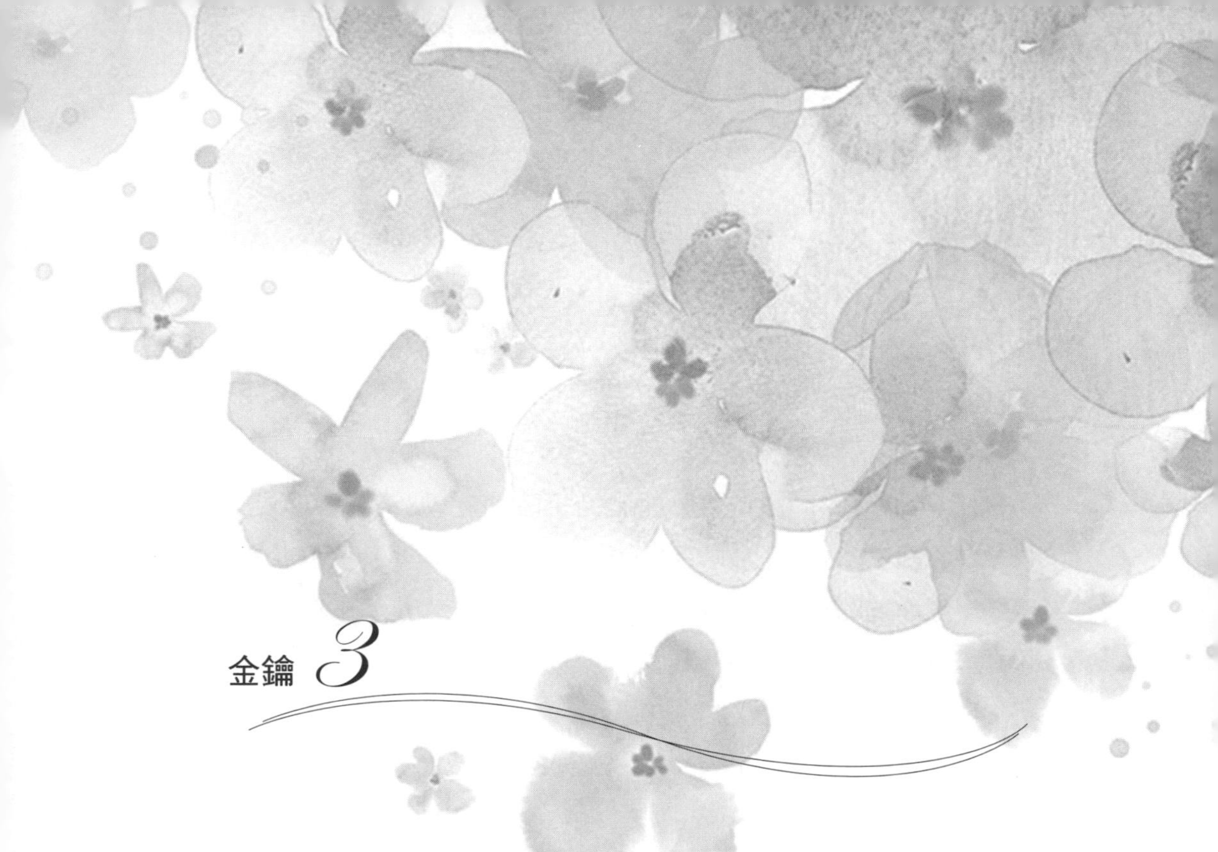

金鑰 3

加強連結，這是孩子的救命繩索！

「我之所以會成功，都是因為您信任我。」

——第十八任美國總統尤里西斯·辛普森·格蘭特（Ulysses S. Grant）

寫給林肯（Abraham Lincoln）的信

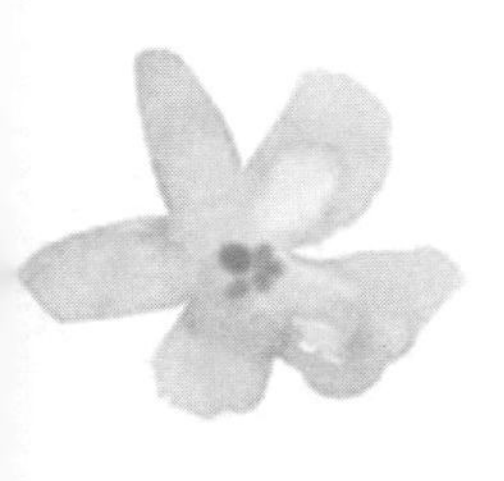

請牢記孩子以前可愛討喜的模樣。有時，特別是當情況格外糟糕時，你會難以想起這些畫面。這時，要是身邊有幾張特別喜歡的照片，可以讓你隨時翻看，或是有好好把那些回憶和畫面存在腦海裡，方便常常回想，應該會覺得好一些。

親子之間的壓力和緊張氛圍對有些家長來說不算大問題，但對其他家長來說，卻是做不完的噩夢，他們時不時就會想：這個早上究竟會怎麼樣？孩子回家後會發生什麼事？孩子何時才要寫作業？孩子出去玩會闖什麼禍？然而，長期下來，說不定會導致孩子連要冷靜下來仔細傾聽、認真學習、適應新的情況都很困難。

所以，在上一章我討論的重點在於冷靜為何重要，還記得「沒有冷靜，就沒有學習」吧？另外，我還列舉了許多幫助你和孩子冷靜的方法。當然，別忘了改變需要時間、練習，以及有方向地付出努力。但是，一旦你開始執行這些新策略，你會發現它們帶來的改變有多麼巨大！

為人父母的目標與責任

曾找我諮商過的父母大多數都相當體貼慈愛，一心只想給孩子最好的。其中有些人生來就是偉大的爸媽，有些則花了大量的時間學習怎麼成為了不起的父母。無論你屬於哪種爸媽，都請你思考一下：作為父母，你究竟想達成什麼目標？你希望培養孩子擁有哪些特質？我在工作坊裡丟出這個問題時，得到的答案常常是「責任感」、「獨立」、「有成就」、「不屈不撓」、「有自信」、「有禮貌」、「有自知之明」，以及「自律」。除此之外，我每次還會加上「有情感連結」，因為大多數的父母都希望孩子能跟自己及家中其他成員建立緊密、親近的感情連結。但是孩子的「快樂」該棲身何處？讓孩子開心的責任該歸誰？這個問題可能比想像中還要複雜和重要。

舉例來說，你七歲的孩子覺得失望，因為外頭又是打雷又是閃電，毀了他去公園玩的計畫。你提出替代方案，並訂了另一個時間再帶他去公園玩。然而，孩子卻開始大哭大鬧說：「這不公平！」你的替代方案不但遭到反對，還讓孩子鬧起脾氣來。他不斷爭辯說下雨天他也應該可以出去玩，但你認為這並非明智之舉，而且很危險。

坐視孩子生氣並不好過，但該怎麼辦呢？繼續丟出替代方案，希望他終究會開心起來？還是稍作妥協讓他出去玩一會兒，並且祈禱他很快就會發現在雨中玩耍一點也不有趣（當然，風險就是他可能會發現亂踩水坑好玩極了）。這取決於你是想要讓他一時開心，還是想讓他了解，其實他有責任處理自己的失望，並且找到快樂起來的方法。

沒有父母不希望讓自己的孩子開心，這點無庸置疑，但要是父母開始覺得孩子開不開心是自己的責任，就可能會做出違反本能的決定。

發明小兒痲痺疫苗的喬納斯・沙克（Jonas Salk）曾說：「好的父母應該要給孩子根與翅膀。根讓他們知道家在何處，翅膀則讓他們帶著所學的一切高飛。」絕大多數的父母會同意，提供孩子基本的食衣住行應該是自己的責任。我另外還會補充，提供孩子學習的機會，以及情感上得以安頓、充滿愛的環境，也該是父母的義務。但問題又回來了，「快樂」呢？父母需不需要保護孩子遠離挫折和失望呢？在接下來的幾個金鑰中，這些問題都將得到解答。就現在來說，請你想像一下：如果多把一點精力和時間花在幫孩子培養解決問題和克制自己的技巧上，而不是急著讓他們開心和成功，你覺得如何？有人是這樣說的，自己達成目標所帶來的成就感和快樂，比別人時不時伸出援手解決難題還來得多。

根據我的經驗，有些家長與孩子的關係非常穩固，但有些家長則像是在對付「長滿刺的仙人掌」，就算心中明瞭孩子的內在溫柔可人，有時還是覺得難以親近。這麼說好了，這些孩子就像是常常需要維修一樣，必須時時指正及敦促、不斷重新導引方向、激勵和安慰等，而親子間的關係很可能會因此產生許多摩擦。

親子如果未能培養良好的感情，很可能導致孩子長大後情緒不健康，而過動症的孩子因為大腦跟其他人有所不同，遭遇到的困難有時會讓他們更不容易與父母建立良好的連結。但千萬記得，這並不代表健康的親子關係對他們來說不重要，或是毫無益處。我在前面說過，這個世界對過動症孩子和他們的行為其實不太友善，不管是在家裡還是學校，他們接收到的訊息常常是負面的，像是：「別一直敲鉛筆好嗎？」「別跑來跑去好嗎？」「為什麼你老是分心呢？」還有「做事之前怎麼不先想想呢？」除了這些負面訊息外，更糟的是，有些孩子會拿自己跟同儕比較。他們明知自己沒有比別人笨，但就是無法充分發揮能力，自然會累積更多的負面情緒，之後，孩子除了會對自己感到失望，可能連對未來也會覺得灰心喪志。

種種負面情緒會帶給孩子相當沉重的負擔，而一旦壓力來襲，過動症的症狀就會惡化。還記得壓力會導致執行功能停止運作，控制衝動、情緒、理性、判斷、決定、規劃，還有問題解決能力的機制全數停擺嗎？這時，有些孩子會出現攻擊行為，有些則會選擇逃避。不過，當孩子出現最挑釁、最令人失望的行為時，他其實更需要父母來穩定局面，提供指引和溫暖的容身之處。沒有孩子不渴望與父母建立連結，就算他們表面上看起來對此很是反抗。這也適用於青少年。所以，如果說「冷靜」是房屋的地基，那麼「連結」就是房子的主體（見圖 3.1）。

演員兼童書《漢克大冒險》[1]的作者亨利・溫克勒（Henry Winkler），2014 年曾上「微軟全國廣播公司」（MSNBC）晨間節目《早安，喬！》（*Morning Joe*）接受訪問。他在節目上向所有家長呼籲：「孩子表現不好，他們自己會知道，你用不著一再提醒他們。你要做的就是好好鼓勵他們，因為這種時候，孩子的自我形象會一落千丈。」對於過動症的孩子來說，接納、鼓勵和正面的關注真的是至關重要。父母除了要幫他們「打造一副盔甲」，建立孩子對自己和未來的信心，還要作他們最強而有力的支持，培養他們正面積極的想法。我看過一張問候卡，是一隻小貓正盯著鏡子

1 譯註：《漢克大冒險》（*Hank Zipzer: The World's Greatest Underachiever*）講的是一名學業上屢屢遭受困難的男孩之冒險故事。

看，而鏡中的倒影竟然是隻獅子！卡片上面寫著：「重點在於，你怎麼看自己。」

沒有什麼比親子間的連結更強大的了。孩子唯有在確定父母全然接納自己，以及無條件地愛著自己時，才會願意付出信任，願意冒險，以及揭露自己。充滿愛的情感連結，可以說是父母的最佳武器，不但可以激發出孩子的長處，幫助他們不受逆境影響，也有引導其行為的效果。當然，情感連結並非萬能，但沒有它卻萬萬不能。對孩子來說，跟爸媽建立起堅固的連結，就像是救命繩索一樣。孩子需要父母給他們安全感，才有可能會試著再給自己一次機會；孩子需要知道父母了解自己、相信自己，而且願意窮盡一切方法協助自己解決難題。你對孩子的愛有多深，這是可以好好一探究竟的機會。總而言之，只要願意付出，這一切，很可能都將大有不同。

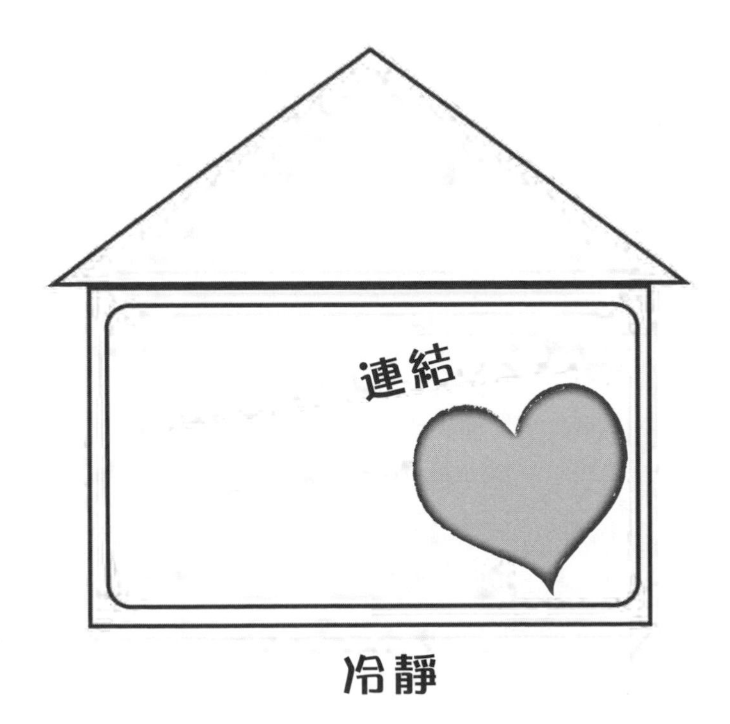

圖 3.1　房子的主體——連結

與孩子建立長久且穩固的連結

這一切，都得從「自己的孩子就要好好教養」這句話開始。這裡容我再次提醒你，過動症是因神經失調所引起的疾病，所以孩子並不總是能掌控自己的行為舉止。稍後會討論一些糾正孩子行為舉止的方法，但現在重要的是，父母得先與孩子建立穩固的連結，這樣他們才可能會付出信任，逐漸成長茁壯。為人父母，需要知道孩子在想些什麼，遇到了什麼困難，又有什麼事情能激勵他們。除此之外，孩子也需要知道自己的大腦如何運作，如此一來，不但對未來會有信心，也才有工具和策略來因應未來的挑戰。一如我在金鑰 2 中所說，孩子感到焦慮或面臨壓力時，向他們解釋一下他們大腦的運作方式和解決問題的能力有何狀況，通常會有所幫助。

試著聽見孩子的歌聲

每個孩子都有與生俱來的天賦和熱情。有時，孩子的志趣可能與父母期待不同，或甚至走上父母所不樂見的道路；有時，孩子的志向會千變萬化，讓人摸不清他們究竟對什麼有興趣。請務必保持耐心。這些走過的歲月是一趟追尋之旅，很少有人會在小時候就決定未來的志業。即便有孩子如此「專情」，他本身的動力就會驅使他前進，不需要父母三不五時推上一把。總之，現階段看來，幫助孩子建立自信，以及讓他們知道父母隨時都會在身旁支持，其實比選擇他們要專注在哪些活動重要多了。

減少負面行為常常是父母試圖改變孩子的第一步。然而，如果是從加強孩子本身就已經不錯的部分開始，再去減少負面行為其實會容易不少。孩子已經從自己和別人身上接收到太多負面訊息，所以父母應該盡可能平衡一下。而第一步，就是大量增加孩子接收到的正面回饋。千萬要記得，父母最偉大的任務就在於，與孩子建立穩固的連結，在成長的過程中從旁支持及輔助他們。

那麼要怎麼加強與孩子的連結呢？答案是：多肯定孩子的價值以及所做的事。這又該怎麼做呢？答案是：孩子表現良好或是做好事的時候（就算是父母自己創造的機會），要多加表揚。

不過，主動表揚孩子的優秀表現，並不是每位家長都會做的事。舉例來說，爸媽看到孩子正在做好事時，除了心裡想一想、稍感欣慰，還會不會馬上讓他們知道自己現在表現不錯呢？可能有時候會吧。然而，更多時候，看到孩子在做好事後，父母會選擇去做些雜事、讀本雜誌，或是打通電話。畢竟，為什麼要打擾孩子做好事呢？答案很簡單，因為正增強[2]和讚美不但可以建立孩子的自尊，還能加強親子間的連結。另外，孩子會注意到，自己大吵大鬧所得到的關注，比安靜地玩耍時多上許多。例如，孩子好好玩的時候，父母可能會覺得洗碗很重要，但一旦孩子開始起爭執，父母的注意力就會突然從洗碗轉移到他們身上。這樣的反應會給孩子錯誤的印象，所以，父母要注意，不要只有孩子需要糾正時，才撥時間出來給他們。最後，其實重點還是在於和孩子培養良好的關係，而不僅僅是給了他們多少關注而已。

孩子要的不只是稱讚，更是激勵

稱讚一個人，能幫助他建立自尊、自主和依靠自己的能力，增加學習的動機，還有更加認識自己。然而，也有人認為稱讚這回事，不過是一種心機而已。小一點的孩子可能會照單全收，但如果聽起來不夠真誠，或是感覺沒有發自內心的話，大一些的孩子則會有所質疑。舉例來說，有自知之明的孩子，比較自己和別人的表現後，可能會覺得父母稱讚說他們「很棒」不夠真心。這時，這些讚美反而會降低孩子的自信及學習的動機。

2　譯註：正增強（positive reinforcement）的意思是，當孩子出現師長所期望的適當行為時，給予物質上的獎勵或口頭讚美，以增加該行為發生之機會。

如果父母希望自己的讚美，真正幫助孩子學習和成長，就必須要針對他們的動機和努力做出回饋，而不僅僅只看最後的成果。金鑰 1 一章有提過，過動症孩子的多巴胺濃度低於正常水準，導致大腦主掌獎懲機制的部分比較缺乏刺激。因此，除非其中有一些有用的回饋，不然讚美對某些孩子來說，很可能一點激勵的效果也沒有。

除此之外，稱讚的方式也會大幅影響孩子的學習心態。研究「動機」的心理學家卡蘿・德威克（Carol Dweck）便指出，父母評論孩子成果時的用字遣詞，會連帶影響他們的學習動機和付出的努力。在該研究期間，她找來一群七年級的學童，隨機分成兩組，回答一系列簡單、可以輕鬆作答的謎題。作答完畢後，研究人員稱讚其中一半的學生說：「你這方面一定很聰明！」對另外一半的學生則說：「你一定非常努力！」實驗結果顯示，因為「努力」而得到稱讚的人，較願意接受更困難的謎題，也會花更多時間設法解題。另一方面，因「聰明」獲得稱讚的人，則會害怕丟臉和「看起來不夠聰明」，而變得較為退縮。接下來的測驗中，聰明組顯然認為努力與否並非重點，所以付出的心力就不像努力組那樣多，表現自然也不如對方優秀。德威克因此發現，如果孩子因為「聰明」而得到稱讚，看起來聰不聰明就成了重點，而這會使他們變得不願意去承擔犯錯的風險。

要是父母想培養孩子的「成長心態」，讓他們相信智慧和專業是可以靠努力學習而來，給予稱讚時就得注意一些，多著重在付出的過程，而非最後的結果。畢竟，在許多情況裡，孩子付出了多少努力，比最終結果重要多了。它們就像是前往目標的路途上所留下的腳印，每一步都代表孩子正在向前邁進。

怎麼樣的稱讚才有效果？

稱讚孩子時，要避免帶有評價的意味，例如：「你是最棒的藝術家！」如果稱讚中「競爭」和「比較」的味道太重，孩子可能會開始有所質疑，或是感到壓力。另外順帶一提，父母也該明確分辨，孩子究竟是真的在做一件好事，還是只要想取悅爸媽。爸媽說「我以你為榮」時，表達的其實是孩子給自己帶來的感受。孩子如果知道爸媽是因自己而開心，當然可能會為此欣喜不已。然而，爸媽的讚美能做到的事其實還更多。舉例來說，要是父母能明確指出自己欣賞孩子所表現出來的哪一些特質，那麼比起單純稱讚特定行為和成就，其實是更有價值的回饋。

孩子表現良好，父母要確實注意、記下來，常常回顧，確定每個曾參與其中的人都知道發生了什麼事。這樣一來，表現良好和快樂的感覺在孩子心中便會畫上等號。他們自然而然會發掘自己的特質，為自己的成就感到驕傲。一邊建立孩子的信心，一邊表現出尊重孩子和其所作的決定，這便是爸媽的目標。總而言之，若想要孩子遵守規則、表現優秀，父母的愛和溫暖是絕對少不了的。孩子的驕傲感必須要是發自內心，而不僅僅是為了討好爸媽。

有效果的稱讚，需要這三大步驟！

請記住這三個步驟：

1.「注意到」孩子正在做值得肯定的事。
2.「指出」你所觀察到的行為，以及其中的價值。
3. 以溫暖來「滋養 」：簡短地稱讚一下孩子，或是用肢體動作表示讚許。

「衣服滿好看的嘛。」

或

「妳對穿著下了很多工夫吧？看看妳，走路都有風了。我真的很欣賞妳願意為重視的事物，投注這麼多的心血，妳自己應該也很驕傲吧？」

想想看，你比較喜歡聽到哪一種版本的稱讚？

當然，沒有必要每次都熱情成這樣，但我希望你了解，你所說的一字一句能夠帶來多大的影響！

以下多提供幾則例子：

- 「你這樣排列積木，是想要讓它們符合你心目中的形象對不對？你看起來真的很認真呢。」
- 「你剛剛試了好幾種不同的方法來調出理想的顏色，我看到你非常有耐心。」
- 「弟弟剛剛破壞了你的畫，但你有克制怒氣，好好地告訴他你的感受。你做得很棒！」
- 「我知道你急著想告訴我剛剛的遊戲發生了什麼事，但謝謝你願意耐心地等我通完電話。」
- 「我知道背單字對你很不容易，但你非常努力，沒有半途而廢，真的非常棒！」

除此之外，肢體動作和表情也可以是很有用的工具：

- 抱一抱孩子。
- 給孩子一個微笑。
- 親暱地輕撫孩子的肩膀或摸一摸頭。
- 對孩子眨眨眼。
- 摟住孩子的肩膀。
- 輕輕地親一下孩子。

適當的練習是不可或缺的，這樣真正要稱讚孩子時，才會更為順利。想一想，如果遇到以下的幾種情況，你會怎麼做：

- 看到孩子正在跟朋友玩積木，一切看起來還算順利。
- 孩子以前沒有三催四請，絕對不會去寫作業。但現在只要計時器一響，他就會乖乖去做功課。

- 無意間聽到孩子在鼓勵另一名孩子，叫他試著去擊球。
- 女兒幫忙分擔摺衣服的工作，雖然摺得不太好。

說了這麼多，但還是別忘了，雖然父母的目標是要打破孩子所經歷的負面循環，但這並不表示孩子出現不好的行為時，就不該有所糾正。該指正的還是要指正，只是重點在於指正時的用字遣詞，而這在下一章會有所討論。研究顯示，孩子越常不合作或出現叛逆行為的家庭，往往都是因為孩子缺乏正向肯定，或者是即便有優良表現，也鮮少受到鼓勵。如果想要平衡這樣的狀況，這裡提供一個有用的做法：每天早上在自己的兩邊口袋各放入十枚一元硬幣，每糾正孩子一次，就從右口袋拿一枚硬幣到左口袋；每稱讚孩子一次，就從左口袋拿一枚硬幣到右口袋。晚上的時候，計算一下兩邊口袋各有多少枚硬幣，隔天設法增加右口袋裡頭的硬幣數。

如果孩子年紀比較大，或者已經進入青春期，他們可能會發現父母說話的方式變了。一開始或許會讓他們覺得很奇怪，甚至感到厭煩或厭惡。這個時候，父母應該直接說出自己的目的：「我發現自己過去只注意到你們不好的行為，卻忽略了優秀的表現。我正在設法改進。我愛你，也在乎你。我相信你有能力做好，我希望你知道我的想法。」

建立親子間的連結

建立且深化與孩子的連結需要時間。我建議，家長應該積極主動地安排跟孩子一對一相處的機會，目標是在接下來三週中，每週至少三次，每次二十到三十分鐘。如果覺得有困難，可以自行調整，但要記得，如果沒有投入大量的時間，很難確保親子間有足夠的優質時間。所以說，好好與摯愛的孩子度過一些快樂的時光吧。在這段特別的時間裡，別老想著要改變、指正孩子的行為，多想想怎麼跟孩子一起建立良好的關係。未來要是彼此的關係又變得有些緊繃時，這些美好的回憶會是很好的緩衝。不僅如此，親子關係不好時，用快樂的相處時光來緩解一下，也會更加凸顯快樂的感覺。擁抱孩子的一切吧，不管是他的過動症，還是他的能量、他的創意、他的獨一無二……。一對一跟孩子相處可以幫助父母：

- 更深入地了解孩子內在豐富的一面。
- 深化與孩子的連結，培養互信互愛，讓彼此更加認識對方。
- 多了解孩子的喜惡、恐懼、顧慮、風格和動機。
- 注意並稱讚孩子的優秀表現，千萬別忘了前面說過的三大步驟！

我們都想受到重視，或是在他人心中占有特殊地位。那麼，有什麼方法比跟孩子說「來吧，我們得騰出一個特別的時間，好好玩耍一下」，還更能對孩子表達「我愛你，而且喜歡跟你在一起」呢？話又說回來，孩子放鬆玩樂時，比較容易敞開心胸，有什麼想說的，多半都是這時會說出來，而不會是在放學後。如果剛放學時問孩子問題，幾乎都得不到理想的答案，而會是像：「今天還好嗎？」「好。」「學了什麼呢？」「什麼也沒學。」通常要等到睡前，孩子才比較可能說自己今天又跟誰打架了，或是跟老師有什麼不對盤的地方。因此，我強烈建議，孩子放學回到家裡後的十分鐘內，父母絕不要問他們任何今天的細節。但如果是孩子自己提起，那又另當別論，順著他們的話走就好了。總之，家長要記得，熬過了一天後，孩子就跟大人一樣，需要休息和放鬆一下，重新恢復能量。

這裡提供幾件需要注意的事情，記在心上，然後好好享受與孩子相處的時光吧！

- 告訴孩子你想安排特別的「一對一」親子相處時段。別忘了說你打算何時開始和會花上多少時間。當然，也要記得說明一下，這並不是說其他時間就不跟他互動了，只是你希望有個彼此都能期待的相處時間。除此之外，如果孩子年紀比較大一點，跟他們一起討論、訂出時段會是比較理想的做法。

- 一個時段只能安排一個孩子。如果有一名以上的孩子，請分出不同的時段。
- 這段時間要做什麼事，讓孩子決定，這是幫助他們探索興趣的絕佳機會。盡量避免看電視，因為那是被動接收的活動。但如果是有互動性質的遊戲，也不要排斥。另外，要是你覺得會有幫助的話，也不妨列出幾種孩子可能有興趣的事情讓他們從中挑選。
- 活動期間，盡量避免指導或糾正孩子。好奇的話，可以丟問題給孩子，但千萬不要指揮活動怎麼進行。這個活動應該由孩子主導。
- 這個時段不該用來教學或是評斷孩子。如果要發表意見，請務必要正面、中立，只說自己看到了什麼，不要加入價值判斷的言語（這件事比想像中還困難）。
- 孩子若有小過失，不必太過追究。你可以自行判斷孩子的行為只是有點惱人，還是其實很嚴重。如果不大嚴重的話，直接忽略到該行為停止就好。但要是很嚴重的話，請一定要當場制止，並且指正孩子。另外，若是你覺得有必要提早結束，記得讓孩子知道明天（或是任何你決定的時間）還會有一次相處時間，而且你希望這次會順利一點。
- 放鬆、好好享受吧。在這段時間裡頭，除了讓彼此都留下美好的回憶，就沒別的事需要擔心了。另外，試著對孩子喜歡的事物也表現一點興趣。
- 如果前幾次的相處不盡人意，有點耐心，別太責怪自己。千萬別放棄，有需要調整的地方，就盡量調整。

青春期孩子的兩三事

孩子進入青春期後，如果想要安排一對一的相處時間，很可能引來抗拒，有些家長就常抱怨孩子不肯跟自己說話，甚至是希望自己消失。但這個階段的孩子就是這個樣子，他們正試圖脫離父母，成為獨立的個體。想想看，青少年聽到爸媽叫他們往東走時，會怎麼反應？當然是往西走！總而言之，青春期對父母而言，確實是非常不容易的一段時間。

雖說孩子進入這個階段，會變得比較獨立，但這並不代表他們就不需要爸媽了，有些人甚至可能還暗自渴望呢。只是面對青春期的孩子，父母需要花上比以往更多的心力和耐心，還要動用一點心機，才能創造彼此相處的時間。孩子小時候不論發生什麼事，爸媽幾乎是無役不與，可以說是他們最親近的夥伴。所以，這樣的轉變有時會讓父母很困擾，因為他們必須重新定義自己的角色，並且接受孩子逐漸有了自己的興趣、品味、風格和夢想。發展自己的興趣這些事，發生在孩子還小的時候，是既可愛又相當令人振奮，但如果是青少年的話，他們五花八門的興趣和做出的各種決定，常常會帶來複雜的後果。放手讓孩子飛並不容易，尤其是當他們時常希望得到責任和自由，但卻還未證明自己應付得來時，父母會特別難以放手。過動症的孩子更是其中的「佼佼者」，畢竟，他們大腦的執行功能會發展得慢上一些。

總之，孩子現在進展到哪裡，就從哪裡開始努力。要是父母願意接受孩子此階段的任務就是挑戰權威，尋找自己的道路，那麼就越有機會幫助他們度過這個時期。父母此時的任務就是要盡可能與孩子保持聯繫，多傾聽、少評論，還有多跟孩子相處！孩子所尋覓的不是「解放」，而是「獨立」，這點一定要記得。有時，孩子分享自己的生活，只是希望跟爸媽保持連結，並不一定是需要意見或是插手干預。如果不清楚孩子究竟只是想分享，還是有意尋求幫助的話，就直截了當地問一下吧。相信我，孩子不但會樂意回答，還會很感激爸媽願意問這個問題，以及尊重他們的自主空間。

傾聽帶來的好處有兩個層面，除了爸媽得以知道孩子心中的想法，孩子自己也能聽見自己心裡的聲音，而後者有時跟前者是同樣重要的。藉由向父母表達自己的想法、憂慮、恐懼，以及拋出問題和點子，孩子可以得到跟自己對話時截然不同的體悟。

要是孩子因為親子關係緊繃，或者只是一般青少年的抗拒問題，而不願意跟爸媽相處和溝通，可以考慮傳簡訊或寫便條紙：「嘿，找個時間聚一聚吧，要做什麼你來選。」請孩子好好考慮一下這個提議，讓他知道你很懷念以前輕鬆的親子相處時間，而且這其中絕對沒有暗藏玄機。若還是安排不出一個時間，也可以在孩子獨自做事時，試著加入他，就算這件事是玩電腦遊戲或看電視也無妨。不然，還可以等孩子開始做起自己喜歡的事時，過去觀察他有沒有值得褒獎的行為，看看能不能待上幾分鐘。再不然，幫孩子做早餐或點心一起享用，也是可行的方法。除此之外，簡訊是很好的溝通工具，不但能讓彼此都冷靜地傳遞想法，孩子也能掌握要揭露多少的自己。

更多建立連結的方法

- 例行聚會和宗教禮拜，能夠自然地將人們聚集在一起。不論是上教堂，還是家庭週日聚餐，都能確保爸媽和孩子有時間相處在一起。如果能在其中建立特別的家族傳統，便可以創造獨一無二的回憶和連結。
- 選一些照片裱框起來，跟孩子講述它們背後的故事，喚起彼此過去美好的回憶。隨手拍下的真實照片，比起大家都擺好姿勢拍出的完美照片，更能引起共鳴。要是孩子不記得某些事件，父母可以從旁告知當時發生了什麼事，幫助他們「創造」那些記憶。現在很多人喜歡在社群媒體上貼「懷舊星期四」（Throwback Thursday）的老照片，但公開把照片上網分享的話，孩子說不定會覺得尷尬。所以，或許可以考慮私底下做就好了，每幾個禮拜就傳一張值得回憶的老照片給孩子。

- 設計一個專屬於彼此的暗號。不管是像知名主持人卡洛・柏奈特（Carol Burnett）那樣，在節目結束時拉一下自己的耳垂，還是拍拍自己的心口都好。有了專屬暗號，要是身處於公眾場合，或是彼此距離太過遙遠（像是孩子正在臺上表演、正坐上校車要離開），不適合表露感情和說話時，就能不引人注目地告訴孩子「我愛你」。
- 試著喜歡孩子感興趣的東西，即便在你看來，那可能沒那麼有趣。舉例來說，認識一下他最愛玩的電玩遊戲中的角色，或是乾脆讓他教你怎麼破下一關。通常孩子要是可以換過來教教爸媽什麼東西，都會覺得滿開心的。
- 請孩子想十個形容自己的詞彙，然後再從中選出自己最感到驕傲的五個形容詞。如果孩子選不出來，爸媽可以適當地提供自己的看法。身為父母，我們常常會跟孩子說「我愛你」，但更重要的是，我們得讓他們知道「為什麼我愛你」。
- 找一張會讓你忍不住露出微笑的孩子照片，裱框起來，下面寫「讚美每一天」。其他人看起來，就像是你在讚美「孩子出生以來的每一天」，但你知道，這是提醒自己每天都要稱讚和鼓勵孩子！

不論你是否知道，但孩子其實一直都在暗中觀察父母。他們讀得出爸媽對自己的期許，雖然有時不盡正確。舉例來說，有時你可能只是在思考晚餐要不要煮煮看新菜，但你最後無意識地搖頭否決這個想法時，在孩子看來，很容易誤會你是在否定某件他剛剛所做的事。孩子看著父母的臉時，在你臉上讀到了什麼呢？他們觀察的可不只是爸媽說的話，還有聲音和姿勢。小說家童妮・摩里森（Toni Morrison）說過：「孩子來到身旁時，請展露笑顏。」所以孩子來到周遭時，請父母先放下手邊洗到一半的碗，擡起頭真誠地對孩子笑一笑，打個招呼。想要跟孩子建立連結，其實就這麼簡單而已。

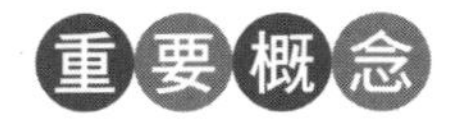

- 建立連結，可說是父母的最佳武器，不但能教導孩子什麼是正確的行為，還能幫助他們做出改變。
- 如果沒有投入大量的時間，很難確保親子間有足夠的優質時間。
- 負向的回饋可以制止行為，但正向的讚美更有助於改善行為。
- 別忘了「稱讚的三大步驟」！

「我發現，人們會忘記你說過什麼，或是做過什麼，但他們永遠不會忘記你帶給他們什麼感受。」

——著名詩人暨作家瑪雅・安吉洛（Maya Angelou, 1928-2014）

回家作業

1. 安排與孩子一對一相處的時間，善用本章提到的技巧。
2. 挑一張讓你忍不住會露出微笑的孩子的照片，放在自己每天都看得到的地方，時時提醒自己要常常讚美和鼓勵孩子。

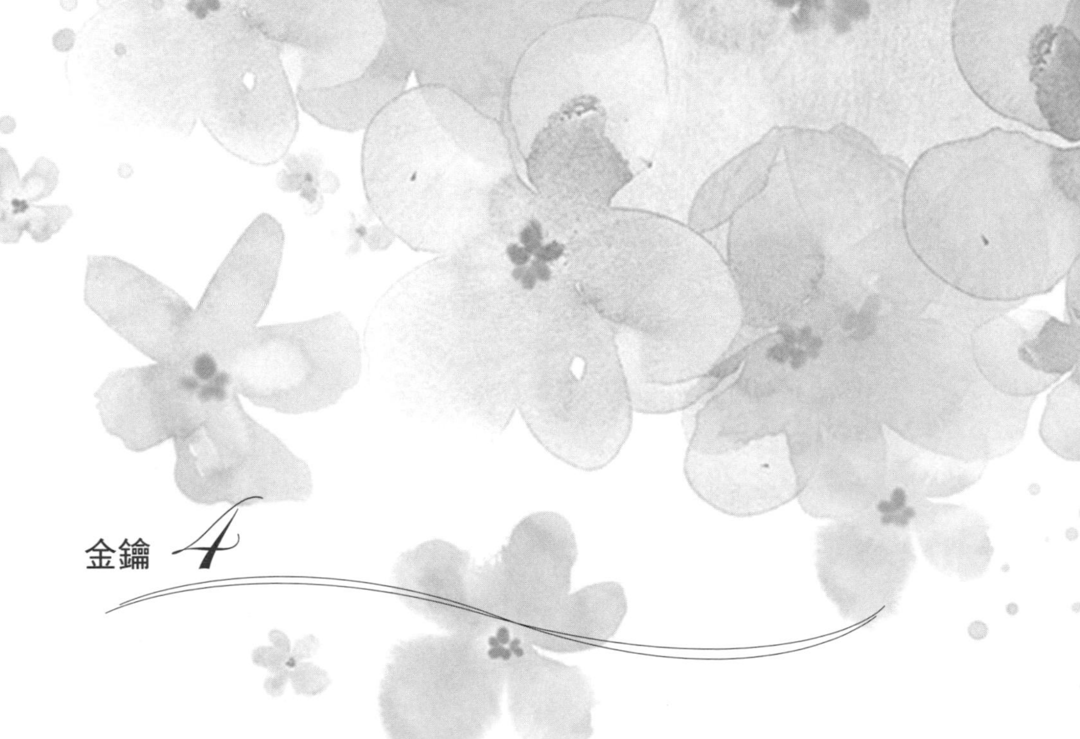

金鑰 4

沒有良好的溝通，哪來合作、聽話與正向行爲？

「起身說話需要勇氣，但坐下傾聽同樣需要勇氣。」

——前英國首相溫斯頓・邱吉爾（Winston Churchill）

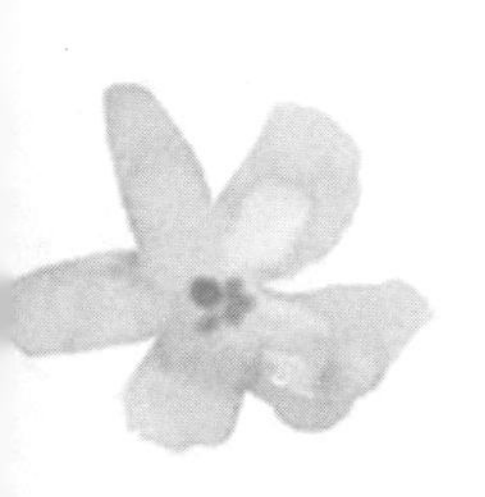

經過前一章，你應該更清楚地認知到，與孩子建立穩固的連結有多麼重要。這樣一來，你才能親身參與孩子生活的點滴，從旁教導他、支持他，協助化解他從自己身上和外界所得到的負面影響。除此之外，就更別提跟孩子相處的快樂了，他們畢竟是父母分享生命的存在。所以，希望你現在有開始多安排一些沒有預設前提、以孩子為主的相處時間，而且有持續跟家裡的成員宣導「冷靜」的重要。

許多時候，父母會覺得明明自己與孩子的關係也不差，但為何還是很難讓孩子乖乖聽話，或是好好說話、約束自己的行為呢？究竟這些反抗行為為何一再出現？現在，先從比較宏觀的角度來談談「反抗」（defiance）這個詞。根據《韋氏大字典》（*Webster's Dictionary*）的定義，反抗是「拒絕服從某件事或某個人」（a refusal to obey something or someone），並不一定是大聲嚷嚷、動手動腳才是反抗。有時，避而不談或是一再拖延，其實也算是一種反抗。不過，在討論該如何減少孩子的反抗行為，以及隨之而來的壓力與混亂之前，我們勢必要好好探究父母所扮演的角色，還有孩子究竟為什麼一開始要採取反抗的姿態。

反抗之舞

一開始，家長對孩子提出了一項要求，可能是「把垃圾拿出去」，或是「快點開始寫作業」。孩子或許會聽話，但也或許不會。聽話的話，那就算是到了終點（見圖 4.1，笑臉即代表終點）。不過，如果他選擇反抗，直接忽略該項要求，或是一再拖延（「好啦，一分鐘就下去了！」），甚至直接拒絕（「我才不要！」），那麼這個要求就算觸礁了。孩子為什麼會選擇反抗呢？很快我們就會討論到這個問題。現在，姑且先稱呼以上提到的三項行為是「反抗行為」。面對這些行為，父母有四種回應的方式：

一、重複該要求

你是否曾經一再重複相同的要求，滿心盼望孩子終究會決定聽話？沒錯，在某個時間點，孩子確實可能完成你的要求，但誰也不知道你得重複多少次才行。這個過程中，你很可能會感到挫折，於是決定變換成另外一種舞步。舞蹈，還在進行……

二、放棄該要求

「好，算了！番茄醬我自己去拿！」有時候，家長會索性拋棄自己原先的期待，但這或許會讓孩子覺得自己所做出的回應，或是置之不理的反應，可以使父母改變心意。但無論如何，至少這齣舞到這裡也算是告了一個段落。

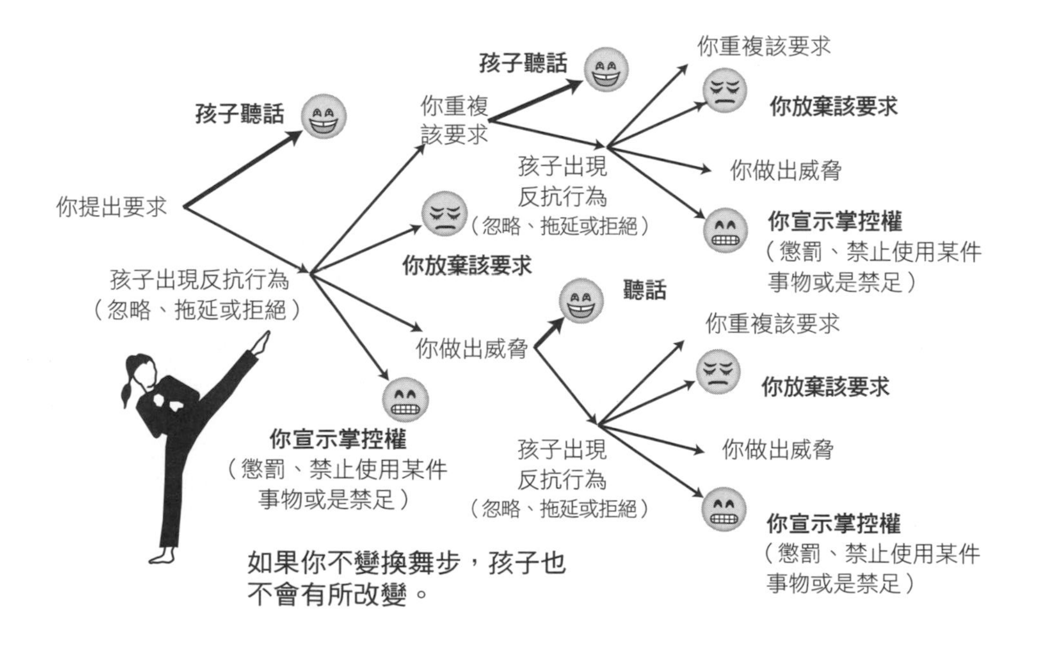

圖 4.1　反抗之舞

三、做出威脅

如果家長想用可能的後果作為威脅，通常會出現「如果你不怎樣……我就會……」這樣子的句型。然而，要是孩子意識到這不過是虛張聲勢，而不是真的要這樣做，他們便可能一再推遲行動，直到父母的語氣變弱，發現自己其實根本不會落實該項威脅為止。有位媽媽跟我說過，她曾警告自己九歲的孩子，要是現在不去刷牙，之後就不准出去玩。不過，因為她從來都是口頭上說說而已，所以孩子反而置之不理，自顧自地玩到心滿意足為止。舞蹈，還在繼續……

四、宣示掌控權（懲罰孩子、禁止使用某件事物，或是禁足）

「別說了，接下來的一個禮拜，你都不准玩電腦！」如果你是位言出必行的家長，這樣做的話，確實常常可以有效控制當下的情況。不過，許多家長反映，他們很常懲罰孩子，但卻感覺不到某些特定行為有所改變或不再發生。不僅如此，這些家長還發現，隨之情況惡化，他們到了最後已經是江郎才盡，再也想不出有效的懲罰方法。不過，至少這齣舞到這個環節也算是結束了。

以上任一種回應方式，在你的養兒育女之道中，都各自有適合的一席之地。重點在於父母如何溝通和實踐這些「舞步」。不過，如圖 4.1 所見，「重複該要求」和「做出威脅」導致的結果其實是一樣的，而且，這樣回應的話，其實是會沒完沒了的。記住，如果你不變換舞步，孩子也不會有所改變。孩子的反抗會讓他們繼續堅持自己想做的事，以及持續逃避不想做的事。

傳統的教養觀念

許多家長相信只要孩子「想要」，就會去做正確的事情，尤其是那些行為難搞、時常分心，而且表現落差很大的過動症孩子更是如此。「如果她想要考好，就一定會認真讀書。」「如果他有心想保持房間整潔，他就會更用心一點。」「如果他想要跟姊姊好好相處，就會多付出一點努力。」這些家長認為，孩子之所以會出現反抗行為，是因為他們想要吸引注意力，或是迫使其他人滿足自己的願望。傳統上來說，家長多認為兒童會希望得到權力、想要掌握自己的人生，而且願意為此拼命爭取。所以他們相信孩子如果不願意合作或是做對的事，是因為內在的動力不夠強大。根據這套邏輯，父母會覺得自己的角色是要促使孩子「願意去做」。那麼，一般來說，要怎麼做到這點呢？大家想到的當然就是「獎勵與懲罰」。

你會選擇如何「介入」，取決於你怎麼看孩子的行為

這件事大家或多或少都曾經歷過。時間是下午四點半，才剛放學不久，你看到孩子一下子在玩耍、看電視，一下子又在打電話跟朋友聊天，總之就是一堆「沒有意義」的事。一個想法油然而生，不對，一個猜測油然而生：「他現在應該是要做功課吧？」這樣的情形並不陌生，因此心裡的聲音越來越大聲，告訴你最好插手介入一下。於是，你走向孩子，問道：「你怎麼沒在寫功課？」現在，假設圖 4.2 的媽媽就是你。她說話時的語調和態度如何，從她的表情和姿勢大概可以略知一二。

圖中孩子的回答看起來或許有些風馬牛不相及，但我必須說，執業以來，我不只聽過一次這樣的回應。我曾輔導過一名高一的孩子（姑且叫他為亨利）。他過往的成績非常優異，但之後卻不斷下滑，而且也不再認真讀書，他的父母因此聯絡上我。對於兒子的情況，爸爸解釋說，亨利有過動症，所以或許需要多一些支持，好幫助他安排和管理自己的時間，以及開始動起來做事。簡單來說，爸爸認為亨利並沒有盡全力認真讀書，所以需要有人來推他一把。換言之，爸爸之所以「介入」，是因為他相信亨利只是缺乏正確的動機，還有一些外部的支持，所以才會偏離正軌，只要透過適當的獎懲就能有所改善。他和媽媽嘗試了不少常見的做法，像是加強監督亨利寫作業、與老師保持密切聯繫、功課做完或成績進步時給予獎

勵。最後，如果亨利學習態度不佳的話，還會給予警告和懲罰。

然而，隨著我對亨利的認識日益加深，我發覺他與父母的關係很緊張，尤其是跟他的爸爸。長話短說，亨利的父親是律師，他的爺爺也是律師，所以……沒錯，亨利也被寄予厚望，希望之後能進入法學院就讀，成為一名律師。不過，這個時期的亨利，一點也不想跟爸爸一樣穿西裝打領帶，當個律師在辦公室裡工作。饒舌音樂才是他的興趣所在，未來他希望能夠行銷及管理一群饒舌歌手。

不幸的是，亨利的爸爸對饒舌音樂嗤之以鼻，根本不把兒子的興趣當一回事。他一心只希望兒子拿到好成績，增加未來的職涯選擇。很顯然，他沒有讀過我的教養方式，不然他就該知道，讓孩子去探索追逐自己的興趣，並不只是找出自身的才華或未來的目標，更是培養自我感、了解自己是怎麼樣的一個人，並且讓這些經驗帶領他認識這個世界的運作法則。

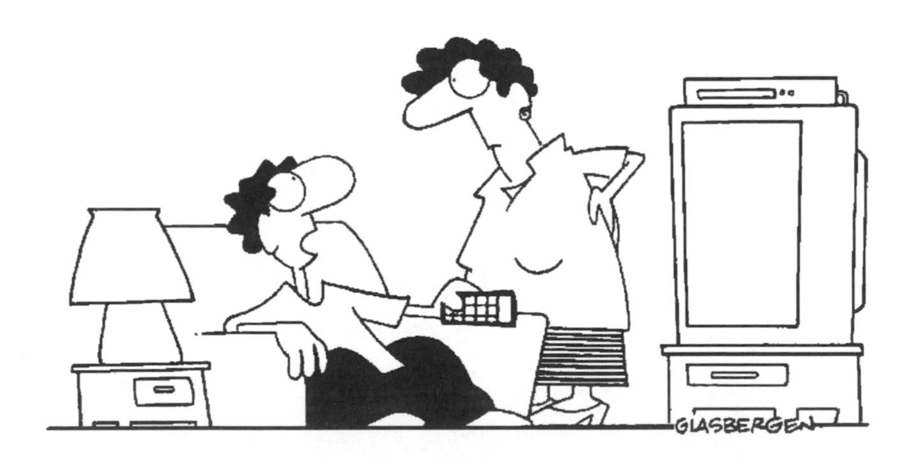

「如果我寫功課，考試就會拿高分；考試拿高分，你就會送我上大學；上了大學，我就會畢業、找到一份工作；找到工作，就代表老闆可能會開除我；他開除我的話，我就會破產，變得一無所有。所以，這就是為什麼我沒在寫功課！」

圖 4.2　你怎麼沒在寫功課？

©Randy Glasbergen/glasbergen.com

總之，由於興趣遭到貶抑與扼殺，亨利想出了一套因應之道：「如果不做作業，我就拿不到好成績；拿不到好成績，你就不會送我上大學；不上大學，我當然就不能讀法學院，也就不必穿西裝打領帶，而是可以做自己真的喜歡的事了——當一名饒舌樂手的經紀人！」

因此，如果想要幫助亨利的話，真正需要「介入」的應該是他與父親的關係。他們之間需要培養出真正良好的連結，才能進行必要的修補工作。

該怎麼跟孩子溝通？

我們表達自己期待、擔憂和要求的方式，很可能會引起孩子負面的感受。圖 4.2 的男孩為什麼下午四點半在看電視，其實有許多詮釋的可能。當然，他很可能沒有寫作業，而且壓根兒不想去動它，但也不能排除其他可能。例如，或許他根本沒有作業要寫，又或許他心裡早就擬定了一套計畫，正在按部就班實施；更有甚者，說不定他的作業就是要看這個電視節目！然而，從媽媽的姿態、說話的方式看來，她心中其實早有成見，認為孩子做錯了事，而且非常令她失望。這時，雙方已經有對立的氣氛出現。遇到這樣的情形，不管是小孩還是大人，都很可能不願繼續溝通，或是乾脆回嘴回個痛快。為人父母者，必須盡量避免用負面的言語激化對立，讓雙方的關係不至於一直如此緊張。

看過小朋友打棒球時分隊伍的人應該知道，兩方的隊長會輪流去握一根倒放著的球棒，從棒身較寬的那端開始，一路握到頂端。最後誰的手在最上面，誰就能優先選擇想要的隊員。試著想像一下，父母跟孩子就像是兩邊的隊長一樣，唯一的差別只是這根球棒的長度無限延伸。每次只要父母往上移動一點，孩子也會跟著移動。這根球棒象徵的就是親子間的拉鋸。你是否曾有過跟孩子陷入「要／不要」的無限循環之中？那麼，有哪一次是孩子先停下來說：「好啦，算你贏！」的嗎？所以，一般來說，父母先行打住、然後放開球棒，會是比較好的做法。當然，這並不表示我們屈服了，只是需要有所作為來改變這番對話的方向和性質。我們必須結束這些拉鋸，而有的時候，沒有先讓雙方冷靜下來是辦不到的。

我們都知道「反抗」的意思就是「拒絕服從某件事或某個人」，但除此之外，我相信「反抗」也是一種後天習得的行為和處理事情的技巧，雖然不是最合適、最有效的那種技巧，但總歸還是一種技巧。藉由反抗，孩子可以繼續堅持自己想做的事，以及持續逃避不想做，或是深信自己做不來。不僅如此，如果孩子發現拒絕服從，反而可以迫使其他人離他遠一點，甚至想辦法滿足他的需求，那麼他就會知道「反抗」能夠影響事情的結果。但是，這對他來說真的管用嗎？或許在某些事情上，這麼做有其效果，但我認為孩子其實心裡並不開心，也不會對自己感到滿意。

孩子的反抗行為從何而來？

通常孩子如果能夠放棄負隅頑抗，直接乖乖聽話，是比較簡單且愉快的事。父母常常想：「如果孩子能……好好念個十五分鐘的書／一放學就寫作業／前一晚就整理好書包／早點睡覺／準時下來吃飯，不要拖到最後一刻……一定會好過許多。」乍看之下，這樣的邏輯推理似乎不存在於孩子身上，但當真如此嗎？有人認為，孩子的反抗行為，不過是用來吸引目光、取得權力，或者是控制他人。然而，多數的案例並非如此。一旦我們揭開孩子不聽話、難搞的外表，底下其實有無數的因素在驅動他們的行為。我們必須深入探索孩子對這個世界的經驗，真正去了解他們。以下列舉一些孩子為何要花費力氣抗拒「做自己該做的事」的原因：

- 他們想要轉移期待，保護自己的自我形象。畢竟，比起承認自己「不行」、「做不來」和「我好笨」，說「數學蠢死了」或是「我才不在乎我寫得怎樣」這類的話是簡單多了。

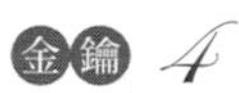

- 別人的期待，他們不曉得如何達成。過動症的孩子只要一個不注意，就有可能分神，變得不知道自己到底在幹麼，再加上比一般人還慢的訊息處理速度，他們得花更長的時間才能重拾注意力、跟上進度。多數的情況中，孩子如果請老師重述或重新解釋剛才說過的話，常常會遭到責罵，說他都沒有注意聽。而如果詢問其他同學，也會因為上課說話而惹上麻煩。總之，兩種情況都很丟臉。
- 他們太過於專注在某件事上，以至於聽不到外面的世界。過動症患者有時專心到了一個程度，就會像是與世隔絕了一樣。
- 他們在維護自己的自主權。比起倚靠別人來取得成功，對某些孩子來說，追隨自己的本能、走自己的路重要多了。即便家長會因此挫折沮喪，尤其是看到孩子扼殺的機會比創造的還多，感覺應該會更為強烈。但孩子有追求成功及想要形塑自己的心，我認為是值得鼓勵、接納以及認可的。這並不代表他們不必負擔責任，但千萬記得，別把孩子想成是等待馴服的野馬，他們更像是需要培育和支持的小樹苗。
- 師長給予的期待不盡合理。請記得，「自己的孩子就要好好教養」。過動症的孩子在許多事情上的表現，不該也不會跟同儕在同一個水準，至少在現階段及同等的條件下是如此，而這背後的理由多不勝數。想一想，有哪些狀況會影響孩子的學習和表現？工作記憶不佳、時間感薄弱、訊息處理速度慢、情緒控管不佳、無法長時間專心和付出努力等。別忘了過動症的症狀！
- 由於親子關係不佳，孩子不相信有人在乎他的聲音。面對自己所不信任、不欽佩、不尊重或不欣賞的人，我們當然不會想拿出最佳表現，這是人之常情。還記得亨利吧？他對於父親看待自己和自己興趣的態度痛恨不已，所以即便要冒著人生失敗的風險，他也絕對不要取悅父親！

- 父母的期待不一，標準也不同。就算是最如膠似漆的夫妻，對孩子都還是有不一樣的期待與盼望。所以要是其中一方相當重視某件事，但另一方卻不這麼認為，這時孩子便會進退失據，出現像是「我到底是要去練曲棍球，還是準備考試？」這樣的想法。我一再強調，在讓孩子面臨要選擇該取悅誰的抉擇前，父母一定要先私下解決彼此想法的歧異才行，否則情況只會更糟。
- 父母訂立的規則、給予的期待，以及事後的反應老是變來變去。「上次我沒有寫作業，媽看起來也沒很在意啊？」「上次爸說我可以在外頭待到晚一點，怎麼這次突然翻臉了？」如果孩子摸不清爸媽何時才會來真的，往往就索性順著自己的意來，等到爸媽真的發怒才作罷。還記得前面提到的「重複該要求」和「做出威脅」的舞步嗎？
- 父母的控制慾太強。有些家長不曉得是太過焦慮，還是出於教育考量，或者根本缺乏認知，會給孩子許多與社會常態和身心發展進程相悖離的規則和期待，而這必然會帶來龐大的壓力，因為孩子必須要壓抑自己，以滿足爸媽的要求。父母之所以會有這樣的焦慮，很可能是因為愛孩子愛得太深，變得太過擔心他們會失敗或是情感受傷。然而，像這樣壓抑孩子的發展，等到他們開始爭取自由和機會時，其實也會帶來不少問題。尤其是當同儕都比自己還要自由，承擔的期待更為合理時，有些孩子為了爭取自主權，甚至會變得比同年齡層的孩子更加叛逆。

總而言之，即便孩子對待生活和身旁眾人的態度，時常會令這些最愛他們的人又怒又恨，甚至挫折不已，但正因如此，他們更需要爸媽來指引、接納、愛護和支持。請記得，你會選擇如何「介入」，取決於你怎麼看孩子的行為。所以，下次要是孩子又不願做正事，請先思考看看背後可能有什麼原因，而不只是一味糾結在表面的反抗行為上。

向反抗行為說再見

孩子通常會慢慢學著修正自己的行為，不僅是因為身邊的人不認同，更是因為他們漸漸發現到這麼做對自己有所助益。只要父母可以找出孩子深藏心底的不安全感和脆弱，並且建立起緊密的連結，就能幫助他們恢復信心，學會如何適當地處理自己的恐懼、挫折和各種問題。此外，爸媽一定要設法跨過孩子的反抗行為，成為他們的戰友。該怎麼做呢？除了溝通之外別無良方，而且務必要加強每個環節，溝通的地點、時間、原因和進行方式都要多加注意。如圖 4.3 所示，「溝通」是家中不可或缺的支柱。

著名心理學家威廉．葛拉瑟（William Glasser）在其著作《選擇理論》（*Choice Theory*）中，曾提出「七大破壞關係的壞習慣」和「七大滋養關係的好習慣」，並且相互比較兩者的差異。現在，請看看下面的選項，有

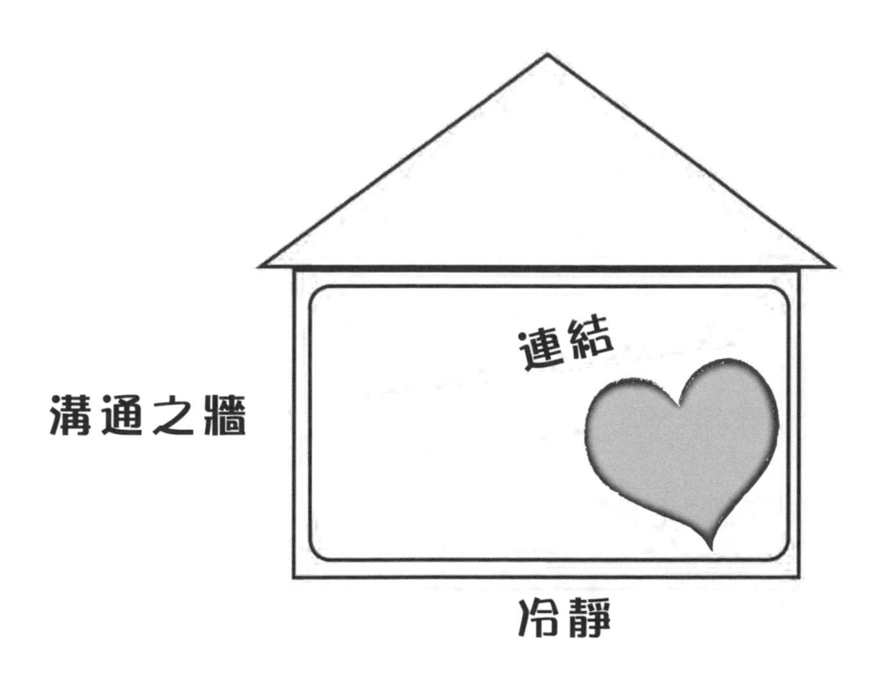

圖 4.3　房子的支柱——溝通之牆

沒有哪一種習慣讓你想起某位自己特別喜歡的親戚、老師或是輔導員：

七大破壞關係的壞習慣	七大滋養關係的好習慣
批評	支持
責怪	鼓勵
抱怨	傾聽
嘮叨	接納
威脅	信任
懲罰	尊重
以獎賞之名，行控制之實	異中求同

「七大破壞關係的壞習慣」除了毀掉關係，還會重創人與人之間的連結。為什麼呢？因為這種溝通形式，其實就是一方對另一方施加外部的壓力，無論是其中哪一種習慣，說話的人都是想要迫使對方改變行為。然而，在現實的情況中，我們能給別人的只有資訊而已，他們自己的行為終究得靠自己改正。所以，「七大滋養關係的好習慣」實際上就是倡導「自我管理」的概念，其目標是要促使對方做出適當改變、帶來正面的影響。這種溝通形式不但讓雙方容易建立關係，也較不容易帶來壓力、衝突和憤怒。現在，讓我們來好好看看，如何轉換羞辱、責怪和批評的語言，改為用寬容、同理和支持的方式溝通。

何時溝通才合適？

大家都知道要「機會教育」，但挑選的時機點並不盡然正確。是的，你不但切中目標，而且想傳授的經驗既中肯又深刻，絕對是幫助孩子的重要一課。不過，這未必代表孩子已然做好學習的準備，或是願意敞開心胸吸收這些知識。況且，說不定其實連你自己也還沒做好要教的心理準備。

總之，父母選擇的時機點需要更加謹慎小心。為什麼呢？仔細回想至今所學，有以下幾點原因：

- 雙方是否冷靜？別忘了，要是有壓力或焦慮的情緒存在，就沒有學習。如果孩子當下的情緒很激動，大腦後方的「杏仁核」（掌管情緒）就會加強運行，而「前額葉皮質」（專司思考和執行功能）則會遭到削弱。因此，無論是稍緩片刻，還是好好休息一段時間，想要孩子真正聽進去父母的訊息，必然是要花一些時間冷靜下來。
- 你真的知道自己想說什麼嗎？如前述原因，若陷在當下的情緒中，你可能會脫口說出一些不經思考的話，或是用以後想起來一定會後悔的方式說話，沒辦法很好地挑選自己的用字遣詞。
- 你有沒有讓孩子全心全意在聽你說話？你要他聽聽下午的計畫有何重大改變時，不管孩子是不是正忙著完成最近要交的美術作業，還是在做其他事，當下他可能很難脫離自己的世界，來聽聽你究竟要說些什麼。這時，適當地給予口頭上的肯定，或者稍待一下，讓孩子找到機會放下手邊的事，都會讓之後的溝通更加有效率。
- 孩子的油箱還有「燃料」嗎？如金鑰 2 一章所言，孩子有時會耗光自己的能量，自我情緒控管的能力大幅下降，尤其是上了一天課之後，這樣的情形更是屢見不鮮。這時，孩子可能需要來些點心、做點運動，或者乾脆「關機充電一下」，等能量恢復了，重要的訊息才聽得進去。
- 一定要現在說嗎？有時，父母會過於沉浸在自己的焦慮或需求之中，以至於沒有發現，即便他們想做或想知道的事情很重要，但其實沒有想像中那麼急，而且很可能會使孩子焦慮或感到壓力。舉例而言，五天後你要加班，所以很急切地想知道女兒那天放學後有沒有找到人陪她玩。她一直有把這件事放在心上，但還不太確定要問誰，所以之前就有請你過幾天再問她。你這麼早就來問這件事，雖然滿足了你自己的需求，但卻忽略了女兒想要再觀望一陣子的需要。

- 你做好緩衝了嗎？假設你的兒子正在解一道數學題目，過程大致正確，只有最後一步出了差錯；或者是你的女兒遵照指令，好好地整理了房間，但忘記把剛喝完的杯子拿下樓。有可能的話，在你破口大罵之前，先花點時間建立連結吧！舉例來說：「雅各，你這題解得很認真耶，可是最後一個步驟好像有些不對？」或者是：「艾瑪，房間整理得很用心哦，但那邊好像還有一個杯子？」指正孩子之前，務必要先建立連結。有人建議可以用「三明治法」：先讚美孩子，再行指正，最後再以讚美結尾。可以的話，結尾時給予鼓勵或是加強正面的連結，會有不小的幫助，像是：「我知道你只要再看一次，就會發現錯誤在哪裡。」

哪裡才是溝通的好地點？

該選在什麼地方與孩子溝通，有兩項要點需要考量。第一，就是彼此的距離遠近。不論何時，如果父母有事想請孩子做的話，最好是要在同一個空間裡頭，尤其是當這項任務要動用到工作記憶時，更是需要這麼做。舉例而言，與其在樓下叫孩子要準備上學了，不如直接上樓去房間叫他。這樣一來，父母會比較知道，孩子是不是需要有人推他前進到下個任務上，或是要不要有人告訴他該帶些什麼東西，以及該怎麼帶。這件事情雖然會給父母帶來不少負擔，但長期來說，這才是讓孩子學會技巧、節省時間的好辦法。

第二，則是尊重與否。我常跟現場的教師說，師長永遠不可以在他人面前羞辱孩子，或是讓孩子丟臉，不管有多「正當」的理由都一樣。孩子要是做錯了，應該私下告訴他們，再怎麼謹慎也不為過。這樣的話，孩子除了較可能專心聽你說話，也比較容易做出師長期待的改變。不然光是急著保住顏面，或是因為身旁有人聽到了這些對話而覺得羞辱，對老師心懷怨懟，就會占去他大部分的注意力。

溝通的目的是什麼？

跟孩子開門見山地說出自己來找他的目的，聽起來似乎沒那麼重要，但由於這牽涉到幾個微妙的相關議題，還是值得一談。首先，父母本身知道談話的目的為何，但孩子心中可能另有揣測。這些不正確的猜測會使對話失焦，導致訊息傳遞的效果不佳。一般來說，如果爸媽找孩子不只是想聊聊天的話，背後通常都有三個原因：提供資訊、提供回饋意見，或是給予指令。要是孩子已經習於被父母指引方向、不斷斥責，或是推著前進，他自然會覺得時不時就會有人來對自己指指點點，指導他該做些什麼。所以，一聽到爸媽的聲音，他就會不自覺地出現「噢不！現在又怎麼了」的反應。要破解這樣膝跳式的反應，父母可以開宗明義就點出自己的來意，像是說：「我只是想讓你知道……」，或是：「我能不能提供一點意見？」這樣是要告訴孩子他現在沒有什麼需要做或是改正的事，不必過度緊張。

不過，若爸媽真的要給予指令的話，最好要說清楚孩子到底有沒有選擇的餘地。他一定要做這件事嗎？如果非做不可的話，有講清楚是什麼時候要做嗎？還是這只是個建議或要求而已？舉例來說，「你現在可不可以開始寫作業了？」聽起來很像孩子有選擇的餘地，但真的有嗎？另外，「你能不能幫我拿番茄醬？」聽起來也像是做不做都可以。

「怎麼說」比「說了什麼」更重要

有人說：「一張圖片勝過千言萬語」，說得真是對極了。父母的語調、肢體語言、臉部表情、手部動作，甚至是靠近孩子的程度，帶來的影響說不定都比精挑細選的語句來得大。想想看，你說話時聽起來像是在問問題，還是在指控些什麼？是提供支持，還是不斷催促？千萬要記得，隱藏真實的情緒和意圖並不容易，因為它們可能比想像中還來得明顯。

說話時，試著在保持冷靜和維持堅定的形象間取得平衡。要想達成後者的話，你得控制情緒，不帶憤怒，也不要懇求，一字一句帶著說服力地說。記得，冷靜就是力量！另外，只要孩子有專心聆聽，有沒有常保眼神接觸其實不是很重要，畢竟，孩子有時會覺得這樣太過壓迫或是過於熱切。

但「說了什麼」還是很重要！

在深入了解有影響的對話到底都談些什麼之前，我想特別提一下四種說話風格。第一種是諷刺，許多人會將「諷刺」跟「只是開開玩笑」畫上等號，試圖合理化自己的言行，但即便諷刺時常披著幽默的外衣，仍無法改變其批判、評斷及貶低他人的本質。說話的一方覺得自己有放軟語氣，但不好好傳遞珍貴有用的意見或訊息，卻只一個勁兒地「開玩笑」，其實常常會對他人造成傷害、使人窘迫不堪。這種對話方式一點用也沒有，而且聽話的一方沒有太多機會可以安全地質疑，或是尋求解決眼下問題的幫助和說明。因此，如果要講的事情真的很重要，務必要用對方能接收到的方法進行溝通。

第二種是喋喋不休地說教，這樣的說話風格，常常會產生事與願違的結果。無論你覺得自己的言論多麼充滿智慧，遺憾的是，孩子聽到的很可能只有前面幾個字而已。要說什麼，請盡量簡潔明瞭，別說個不停！

第三種說話風格跟建立孩子對父母的信賴有關。「別管我怎麼做，照我說的做就對了」這套方法，對激發孩子的正面行為及優良的習慣和品行，其實幫助不大。事實上，孩子會依照自身的經驗來調整行為，他們無時無刻不在觀察父母怎麼回應自己，怎麼處理自己的憂慮、情緒等，並且藉此形塑自我，選擇該做出什麼行為。

第四種風格則是時時確保自己跟孩子說話時，都是以「我」而不是

「你」來作為發語詞。畢竟，以「我」開頭的話，聽起來比較沒有那樣咄咄逼人，而且也會給父母一個機會想想自己的感受，而非總是把焦點放在孩子的行為上。這點很重要，因為許多孩子不大能同理他人的想法，多使用「你做（某件事）的時候……我覺得很……，因為……」的句型，讓孩子發覺自己其實影響到了其他人。

教孩子溝通的規則

只要爸媽與孩子願意傾聽彼此的想法、顧慮、恐懼，甚至只是問題，家庭中所發生的大多數衝突，其實都可以化解於無形。因此，要想抒解這些日常的壓力，事先訂好基本規則，確立怎麼樣才是「有益的對話」是絕對少不了的。找個時間，全家人坐下來好好討論，怎麼做才能增進彼此的溝通效果。不管是在享用大餐期間、出門找尋新奇點心時，還是週日晚上，讓大家知道這個討論只會占用十五分鐘左右的時間。如果一次討論不完，還是要信守承諾，再另外召開一次就好。一旦討論出一些頭緒，便可以公布彼此都有共識的規則和進行方向。最後，孩子說話時，因為他們不容易控制自己的情緒，父母若是願意積極傾聽，對解除危機、調停紛爭會很有幫助，甚至還能以身作則，供孩子學習。以下提供幾個重點，父母可以帶進家庭會議之中：

- 你是說話的一方，還是聆聽的一方？這個問題看似不難，但如果願意先思考自己所扮演的角色，執行「說出心中想法」和「傾聽他人的顧慮」這兩件事時，就更能專心致志。如果是說話的一方，可以先拋出訊號，通知對方自己有話想說，換言之，要抓住觀眾的注意力，讓他們做好準備。舉例來說，開頭可以先說：「我想問一個問題」或是「想跟你說件事，你現在方便嗎？」說話時，盡量避免羞辱、責怪或批評。總而言之，就是己所欲施於人。你希望別人怎麼跟自己說話，照著那樣說話就對了。

如果是聆聽的一方，其責任就在於要全神貫注在對方想傳達的訊息上。這裡有三個步驟提供參考：

- ❐ 重述聽到的訊息。用自己的話，重新闡述一次對方剛才說過的話，其中不要摻雜自身的感受，因為只是要確認有沒有準確地理解對方而已。這跟孩子會玩的傳話遊戲很類似，但對於建立彼此的信任和連結非常有幫助。除此之外，這樣的用心傾聽，也會讓對方覺得你真的有聽進他的話，願意好好理解他，所以自然就會放鬆不少。「所以你是說，丹尼指控你作弊，所以你才拿球砸他？」若有必要的話，給對方機會指出你重述時的錯誤之處，並且補充更多的細節。在此階段，傾聽的一方的理解，有時會跟說話的一方所想傳達的不盡相同，然而，從這些落差中可以一探對方心理狀況，以及進一步了解彼此的關係，極具意義。舉例而言，你若是跟孩子說：「我希望你先做完功課，我們再去店裡買東西。」你的本意其實只是不想讓孩子太趕，希望他在出門前有充裕的時間完成作業，但他的理解卻可能是：「如果我沒有完成功課的話，媽媽就不讓我出門去買東西！」
- ❐ 肯定對方說的話。說些什麼來表示自己理解對方的想法和感受。當然，這麼做並不意味著同意對方說的話，只是代表你能夠理解而已。「感覺起來，你很不喜歡丹尼說你作弊，我有說對嗎？」
- ❐ 同理對方說的話。讓對方知道自己不但理解，而且還能夠同理他的情緒。「我想你一定覺得……」或「我了解你的感受……那一定很令人挫敗吧。」

- 別人說話時，不要插嘴。對容易衝動的孩子來說，這是非常有用的一課。千萬要記得，雖然過動症的孩子要控制自身的衝動並不容易，但只要學習適當的處理技巧，他還是可以稍微降溫，讓身邊的人輕鬆一些。舉例來說，孩子可以將想法先寫在一張紙上，或是先舉手示意自己想要說話。另外，如果家中有成員不太擅長表達自己的感受或立場，還是要讓他們有機會發聲，這非常重要。

- ❒ 想出一個特別的手勢。例如，如果討論中有人聽不懂，或是覺得訊息太多太雜，自己承受不了，便可以將手舉起來放在自己的臉旁，示意說：「等一下。」然後就可以要求說話的人多解釋一下，或是講慢一點，甚至是要求先聚焦一個議題就好。
- ❒ 製作一根「說話之杖」，除非手上有這根權杖，不然不能說話。
- ❒ 使用計時器。對於特別多話，而且難以耐心等待和傾聽他人的孩子，這個方法特別有效。

- 全心全意地傾聽對方說話，暫時拋開手邊的待洗衣物，也別再邊聽孩子說話邊看雜誌或電視。孩子若是感覺爸媽是全心全意地在聽，便會比較願意說出心裡的感受。有句話是這樣說的：「沒有人會在乎你到底知道多少，除非他們知道你有多在乎。」
- 不要急著想解決問題。我們說一件事情時，其實常常只是想要分享自己的感受而已，不是要別人來指指點點，告訴我們該怎麼做、該作何感受。美國著名的兒童教育專家艾倫・蓋林斯基（Ellen Galinsky）曾經研究過青少年和他們與父母之關係，她發現：「如果（青少年）覺得自己受到尊重、傾聽和重視，他們其實是願意讓大人來形塑自己對世界的觀點，並且帶他們認識這個世界的運行法則。」
  - ❒ 輕輕點一下頭，表示理解，或是說「我懂了」、「原來如此」。
  - ❒ 強調：「這聽起來真令人沮喪啊。」
  - ❒ 先講一些與現實相悖的幻想，像是「我希望我可以說沒有其他作業要寫了，但……」，再解決現實中的問題。
  - ❒ 直接詢問對方需不需要自己的意見，或者只是單純想分享而已。
- 不是真話別說，做不到也別說。我們常因一時氣急攻心，就講出未經深思熟慮的話，話一出口，便知不對，心中因此懊悔不已。曾經有位媽媽告訴我，她因為太氣自己的孩子，便不管三七二十一地說：「好啊，取消，你的生日派對現在沒了。」但孩子心知肚明，這不過是張空頭支票，所以根本不加以理會。媽媽的威脅，反倒是削弱了她自己的信用。因此，講話時，請稍緩下來、深呼吸，然後再開口說話。要是覺得自己真的說了不對的話，就肩負起這份責任吧，誠實告訴對方，自己受情緒影響，說出那些話其實心裡很不好意思，接著再冷靜地重述原本想說的話，這次，記得要想清楚再開口。

怎麼向孩子說不？

下一章我會詳加說明，雖然父母當下必須跟孩子說不，但其實未來還有翻盤的可能時，該怎麼說或做才好。不過，在某些情況下，爸媽就是得堅決說不，沒有轉圜的空間。但接下來，面對孩子隨之而起的激烈反應，有些人實在應付不來，最後寧可屈服妥協，也不願對付一哭二鬧三打滾的孩子。我認為，孩子應該要學著去處理那些伴隨無聊、拒絕和失望等情緒而來的挫折感，而只要透過練習、增加經驗，這並不困難。與此同時，父母其實就跟孩子一樣，有時也需要一些工具和策略來梳理自己的情緒。這裡提供一個十分有用的策略：

- 說話要簡短。
- 語調要堅定。
- 離開要果決。

要是父母給予指令或拒絕要求後，孩子出現負面的反應，這時就必須簡潔有力且明確地強調自身的立場，聲音最好不要帶有太多情緒，一旦說完，就馬上離開現場。舉例來說，家長可以用冷靜但又不失堅定的語調說：「我說過了，晚餐後不行吃糖果。」話一說完，就離開當下那個情境，或者如果可行的話，也可以將孩子一併帶離，不要沉浸在原本的情況之中。

如果孩子打死不退的話，該怎麼辦？我在金鑰 6 將會提到該如何處理這樣的情形，但就目前而言，父母應該要盡可能練習並建立自己的決斷力，這樣一來，才能既處理孩子的不快，又不至於失了分寸和掌控。

最後幾點小叮嚀

千萬記得，過動症的孩子有時會藉他人的能量，為自己充電，而當能量不存在時，他們通常會試著自己去創造。所以，千萬別陷入這樣的惡性循環，到時不僅耗盡了自己，還反而讓他們更加興奮。畢竟，不是有人下戰帖，你就有義務應戰。除此之外，也別讓孩子的行為和評語往自己心裡去，有時孩子會說或做出一些事，但那都是因為心情使然，並不是當真這樣想。總之，多稱讚孩子、多注意他們的好，以及多安排有品質的一對一相處時間，這樣一來，孩子就會發現，做好事一樣可以很令人振奮，一樣可以創造能量！

另外，在下一章，我會挑戰「如果孩子想要，就會做得好」這個傳統的思維。

重要概念

- 先求理解他人，再求他人理解自己。學習傾聽！
- 溝通的每個環節都很重要，地點、時間、原因和進行方式都要多加注意。
- 道別羞辱、責怪和批評，改為用寬容、同理和支持的方式溝通。
- 不是有人下戰帖，你就有義務應戰。
- 別讓孩子的行為往自己心裡去。

回家作業

1. 記得繼續安排一對一的相處時間。
2. 教導孩子溝通的技巧。
3. 造訪 Think:Kids 網站（www.thinkkids.org），找到「協同問題解決之計畫評估工具」（CPS Assessment and Planning Tool）。這套工具非常有用，可以用其檢視孩子需要什麼樣的「思考技巧」，來幫助他們解決問題、保持彈性，還有處理挫折感。除此之外，還可以藉由這套工具，找出什麼樣的情境會刺激孩子，致使他們出現適應不良的行為。

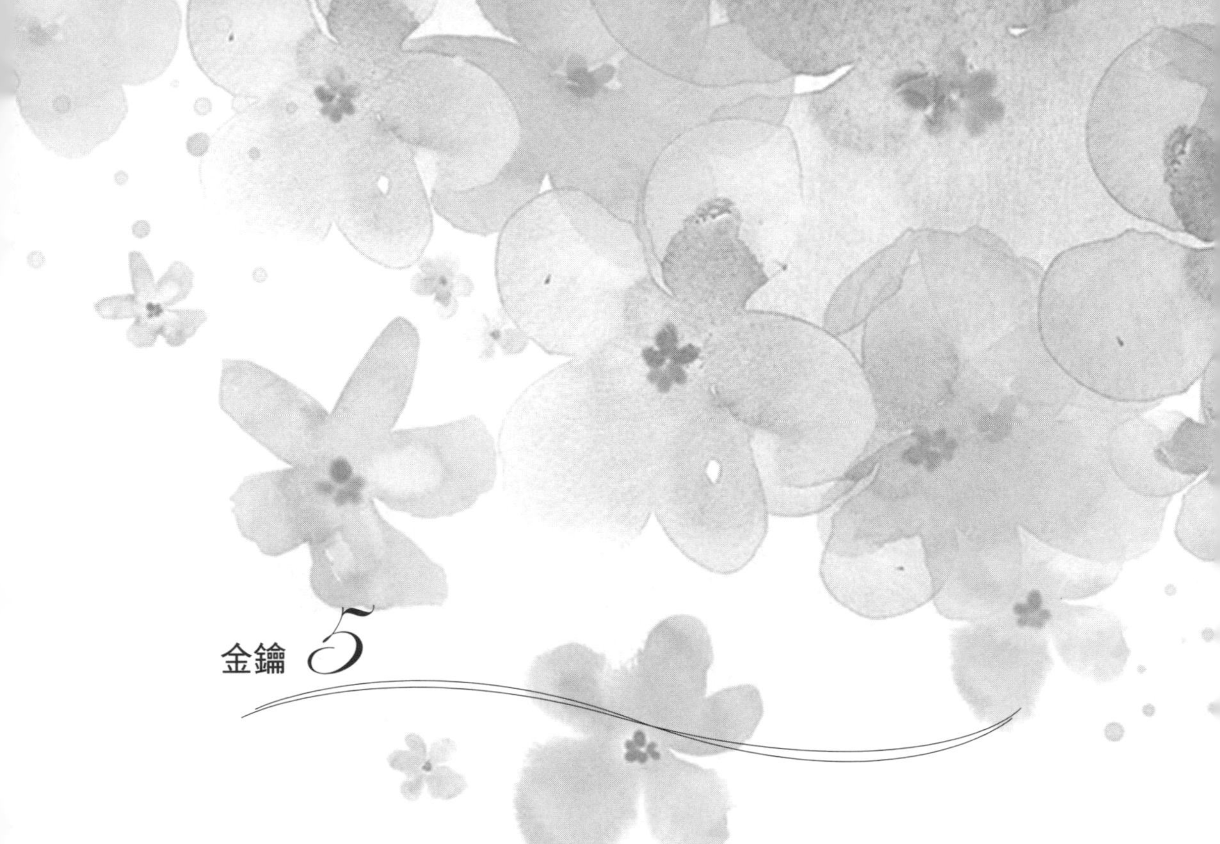

金鑰 5

親子同心，其利斷金！教導孩子合作的重要

「幫助他人培養力量的美麗之處，在於這並不減損你自身的力量。」

——知名教育顧問芭芭拉·科婁羅索（Barbara Coloroso）

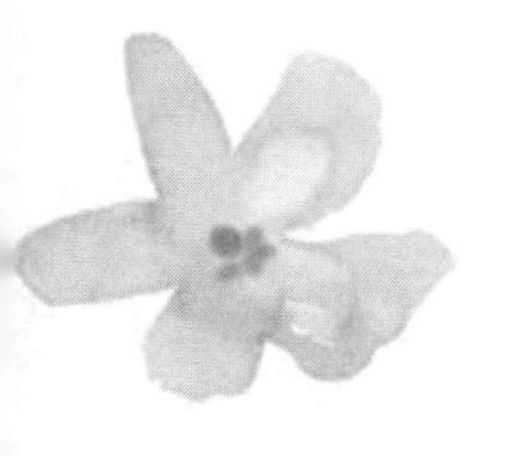

如上一章結尾所言，探討親子間為何出現權力的拉鋸之前，我想先挑戰「如果孩子想要，就會做得好」這個傳統的思維。不過，話說回來，父母跟過動症的孩子周旋時，的確常會百思不得其解，孩子明明就可以、應該、必須，而且也想要做好一件事，為何真正的表現卻總是有所落差？問題顯然出在孩子願不願意，對吧？

傳統的觀念告訴我們，孩子出現反抗行為，是為了吸引注意，甚至迫使他人完成自己的願望。他們渴望權力和掌控一切，而且願意奮力爭取這些事物。不只如此，這些孩子缺乏內在動機，所以會不願做自己需要做的事，這時，大人就得想方設法，幫助他們創造動機。受此想法影響的父母，便會深信改變的關鍵在於找到正確的獎懲方法，以促發孩子的動機去做該做的事。

談外在獎懲與動機

許多人不了解，在幫助孩子提高動機的過程中，獎懲究竟扮演著什麼樣的角色。研究指出，若孩子所需完成的工作或任務在其能力範圍之內能夠「有所回應」，而且沒有過度的壓力加諸身上，獎賞或懲罰確實會有效果。然而，要是任務比較複雜，需要動用到執行功能尚未發展完全的認知技巧等，則獎懲的策略使用得越是頻繁，其實反而會使孩子無法完全運用自己的執行功能技巧，導致表現更差。還記得當大腦掌管情緒區塊的杏仁核感知到危險時，會使人出現反擊的行為、感到不知所措，甚至想一逃了之嗎？

那麼，到底該怎麼做，才能加強孩子的動機，促進其表現呢？丹尼爾．品克（Daniel Pink）在《動機，單純的力量：把工作做得像投入嗜好一樣有最單純的動機，才有最棒的表現》（*Drive*）一書中，提到了三大要素：

- 自主：想要獨立作主，掌握自己的行為。
- 專精：想要改進缺點，有所進步。
- 目的：想要為某項遠大的目標做出貢獻，找到生命的意義和目的，察覺到自己的存在有其意義。

這便是為何父母應該要支持孩子培養興趣、找尋熱情，以及發展專長，因為這些事對孩子的整體發展具有正面影響。過程中，孩子除了可以學習認識自己、發現最佳的學習方式，還可以一邊磨練自己的長處，尋找自我價值和尊嚴，一邊發展執行功能技巧。

從我的經驗來看，難搞行為較為頻繁的過動症孩子，多半從小就很強烈地想要自己作主，但他們想要的自由，有時或許會超出當下的能力範圍。可想而知，這樣會帶來許多壓力和衝突。回想亨利的例子，他想成為饒舌歌手經紀人，但他父親卻一心只希望亨利照大人設定的路走，以至於彼此有許多衝突。如果亨利的父親願意換個角度思考，支持孩子追求理想、成為一名了不起的經紀人，其實說不定反而能助他學習事物、精通許多能力。

孩子很小就有明確的興趣和熱情，並不是少見的事。有些家長會擔心，孩子花在某項興趣上的時間太長了，以至於忽略了其他重要的事。但話說回來，為什麼不能以這項興趣為基點，運用這份熱情進一步去培養其他能力呢？舉例來說，假設孩子很熱衷於某個電腦遊戲，家長何不協助他將遊戲裡的角色融入自己的作文裡？要不然，也可藉此引導孩子多閱讀，不論是同人的作品，還是有關遊戲設計的書籍都好。甚至，家長還可利用電玩的設定和角色，讓數學題目跟科學概念更加有趣生動。當然，這並不總是有效。但只要家長願意展現出興趣，以及支持和接納的態度，親子間的距離便會益發接近，也就更容易建立互信。

挑戰傳統思維

多虧巴克禮博士及許多專家學者的研究，我們現在得以了解，由於神經發展失調、情緒控管有所缺損，許多過動症孩子會出現程度不一的反抗行為，其中又以過動／衝動型的孩子特別嚴重。

反抗行為並不一定是大聲吵鬧，也不總是顯而易見。有時抱怨、哭泣、暗自生氣，或是直接拒絕，也可以視為反抗行為。哈佛醫學院精神學系的臨床副教授羅斯・格林博士（Dr. Ross Greene），以及擔任麻省總醫院精神科「Think:Kids」計畫負責人的斯圖亞特・亞伯隆博士（Dr. Stuart Ablon），皆表示反抗行為與學習障礙，應該用相同方式處理和理解。畢竟，反抗其實也算是學習而來的行為，或者用我的話來說，算是一種「應付困難情況的技巧」。這種行為讓孩子能至少暫時避開煩心的事，繼續做喜歡的事。

- 孩子希望可以獨立自主、有人關懷……但有時缺乏必備的技巧來達到此目標。
- 沒人希望自己有學習障礙，孩子也不希望自己難以相處。

換言之，我們必須體認到一件事：難以相處的孩子或青少年，其實時常是缺乏一些必備的技巧，才會無法處理挫折的情緒，掌控不了需要彈性和適應的情況，解決不了問題。

因此，如果孩子「表現不佳」，也就是行為和表現不符其年齡和智力該有的模樣，沒有達到父母的期待，格林和亞伯隆（Greene & Ablon, 1998）便指出，這意味孩子所需要承擔的要求和期待超出他的能力，致使他無法做出適當的回應。其實，面對各種挑戰時，只要孩子能做出合理、適宜的回應，就可以算是「表現良好」了，並不一定得有求必應才行。總之，格林和亞伯隆研究背後的前提，其實就是「孩子如果有能力，就會做得好」。

孩子是否有學著控制自己的情緒？

現在，讓我們看看父母對孩子有所期待，或是提高要求時，會發生什麼樣的事。如前一章中圖 4.1 的「反抗之舞」，如果孩子選擇反抗，直接忽略該項要求，或是一再拖延，甚至直接拒絕，這時，父母如何回應便會大大影響後續的發展。如果父母選擇退讓、放棄、避而不談，或者只是徒勞無功地重複原本的要求，孩子便會知道只要自己反抗，其他人就可能會罷手不管，放任他逃避不喜歡的事，繼續做喜歡的事。這樣一來，因為得以避開討人厭的事情，孩子的情緒會暫時得到抒解，但同時「反抗是處理事情之道」的想法就會植入腦中，導致孩子不會有動力去學習如何適應、處理挫折，或是發展相關的處理技巧。

因此，孩子在家中所受的教育，以及師長和孩子生命中的重要他人如何對待他，決定他是否會出現顯著的「對立反抗症」(ODD)。即便是最

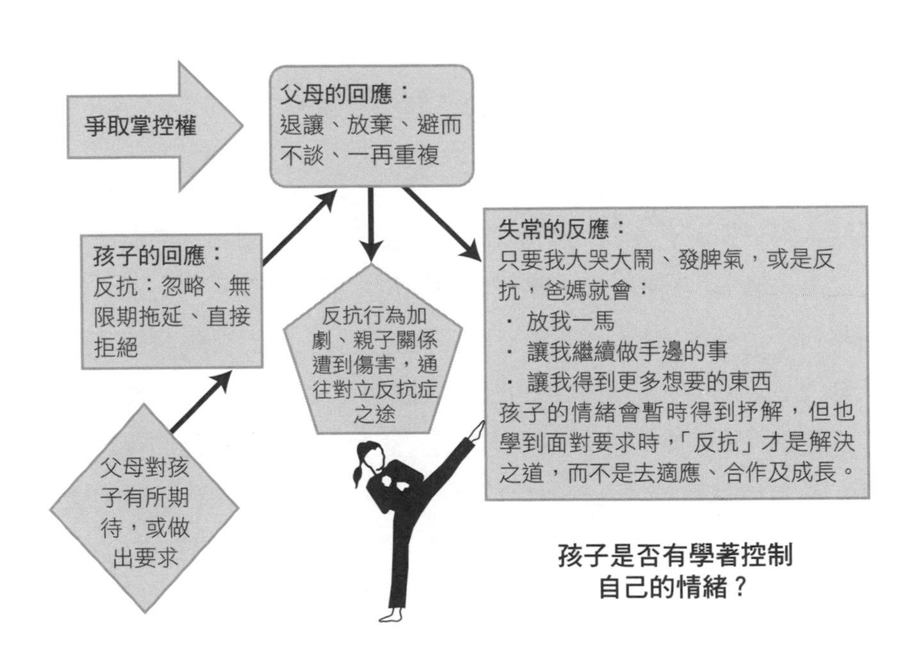

圖 5.1　學習控制自己的情緒

為關愛孩子的家長，都可能因為焦慮、錯誤的觀念，或是太過愛護孩子，而使用錯誤的教養方式，導致孩子不但無法培養出正確的自我掌控和自我照顧技巧，也無法獨立學習，或是學會如何爭取自己的權益。

觀念重建：孩子缺乏的不是意願，是技巧！

從這個觀點看來，孩子出現諸如抱怨、哭鬧、拒絕、大叫、暗自發怒等難搞的行為時，其實都只是適應不良的反應而已，而不是想要藉此操縱、影響他人。這些難搞行為出現的原因為以下任一者：

- 孩子無法達到某特定的期待，致使有問題未能解決。例如：無法拋開電玩去做其他事、出門跟其他孩子玩時不願意分享玩具、寫不完作業或是根本不想開始寫作業。

或是

- 思考能力的發展較緩慢，以至於處理事情的彈性不足、無法適應不同情況、難以容忍挫折、無法解決問題。

好消息是，只要意識到這些問題，並設法解決，理解力和相關技巧確實可能大幅進步。不論是小孩還是青少年，都可以有更出色的表現。

在上一章，我寫到「我們表達自己期待、擔憂和要求的方式，很可能會引起孩子負面的感受」。不過，我們也會發現，我們表達期待、擔憂和要求的方式，其實也能教授孩子技巧、激發尊重之情，並且增強彼此連結！只要家長願意放手讓孩子探索自己，他們就更能為自己的行為負責，並且在嘗試中調整、修正對自己的看法，找出自己到底想做些什麼。因此，如圖 5.2 所示，「合作」便是家中另一根不可或缺的支柱。

作為親職教育工作者，我試著將「協同問題解決模型」（CPS Model）的概念融入自身的工作。這個模型最初是由格林博士發想，再由他與亞伯隆博士加以修正、發展，並一同推廣。如果父母想應用此模型到孩子身

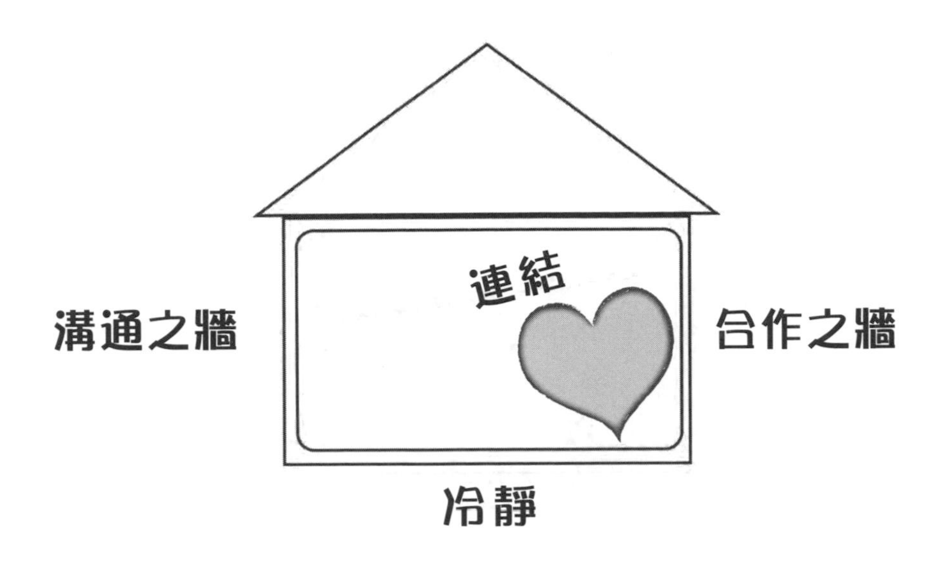

圖 5.2　房子的支柱——合作之牆

上，要抱持比過去更為開放的態度，廣納孩子的想法、擔憂、意見和抉擇，並一步一步陪伴他們加強自己的不足之處。除此之外，由於孩子得花時間學習許多重要之事，而且發展上又比他人遲緩一些，家長不妨暫且調低對他們的某些期待，等到孩子較能跟上同儕的步調時再說。

「協同問題解決模型」有以下幾項基本概念：

- 孩子如果有能力（不只是有沒有意願的問題），就會做得好。
- 父母選擇如何「介入」，取決於他們怎麼看孩子的行為，也就是說，父母認定孩子行為背後的動機為何，便會依此決定該如何介入幫忙。
- 孩子做不好，常常是因為缺乏「技巧」，而非「意願」。
- 要學會這些技巧，最好的方法便是善用真實發生的難題，以及增加親子間的對話，不是一味說教，不是胡亂獎勵，更不是施加懲罰。
- 要想解決問題，最好的方式就是父母主動出擊，確保一切人事物都處於冷靜的狀況，以及問題本身不至於給孩子帶來太大的壓力。

如果孩子真的表現不佳，難以控制自己的行為，家長得協助找出究竟是什麼事情阻礙了孩子，並且幫忙解決問題。

三個方案，協助孩子完成父母的要求

如果孩子沒能達到父母的期望，以下有三個方案可供選擇：

- 方案 A：父母展示權威，迫使孩子達成期望、完成要求，不然便採取「必要措施」，或是予以懲罰。
- 方案 B：採取協同問題解決的方法，家長與孩子一起協力突破難關。
- 方案 C：暫時丟開期待，讓孩子自行決定是否要遵守規則、完成要求。

之所以沒有列入「一再重複相同的要求」或是「說空話嚇人」這兩項，是因為從前面的反抗之舞，我們已經得知這些做法對問題沒什麼實質幫助，不能算是有效的解決方案。這裡列出三個方案，但在深入探討方案 B 前，我們先來看看方案 A 和 C。

方案 A 當然有其適用之處。若一件事情牽涉到了某個人的健康和安全，例如，孩子想要不戴安全帽騎腳踏車，或是孩子想要出手攻擊別人，這時父母勢必要規範他的行為。不過，過度仰賴方案 A 可能會引起孩子不快，致使難搞的行為變得更加頻繁，確實有其風險。父母若採取方案 A，其實不但考驗孩子是否有遵守規則的能力，更是測驗了他們自我管理的技巧，例如安撫挫折情緒、處理事情的彈性，以及解決問題能力等。此外，不論家長認同與否，許多孩子的擔憂其實其來有自。然而，方案 A 卻常忽略了他們的擔憂，或者是讓他們有這樣的感覺。總而言之，方案 A 確實能在短期內達到一定效果，但卻無法幫助家長理解孩子為何一開始會碰到困難，也無法讓家長有機會補強他們思考不盡周全之處。

許多時候，親子間需要解決的問題很可能不只一個。這時，父母必須認清現實，一次處理所有的問題是不切實際的想法。如果想要真正有效地落實方案 C，家長必須有意識地暫時擱置某些問題，以求將精力放在更重要的問題上。舉例來說，若家長認為某些情況下，爭吵是大可避免的，他們可能就會選擇給個建議就好，而不是拋出一個目標逼孩子達成，像是天氣寒冷，孩子要出門時，父母就可以建議：「外頭很冷，你想不想穿件外套再出去？」而不是用命令的語氣。

有些採取方案 C 的家長，覺得自己好像是舉白旗投降了一樣。但在我看來，想要採取方案 A，卻無法徹底執行，才是真的投降。舉例來說，進行方案 A 時，家長一開始會試圖展示權威讓孩子聽話，但一旦遭遇負面反應，就不再堅持原本的期待和要求，這樣才真的是丟兵棄甲，任孩子擺弄。總之，若父母依據孩子的反應，決定放棄自己的要求，則最好還是要跟孩子講清楚，說明他們的決定會帶來怎樣的結果。當然，方案 C 雖然比較不會引來負面的行為和反應，但就像方案 A 一樣，這對於了解孩子的想法，以及加強他們的思考能力，還是沒有太大幫助。

方案 B 的目標

我建議，家長與其每次都想方設法要孩子聽話，不如專心教導孩子如何表達自己的需求。思考看看，在遇到爭執的當下，要孩子做這個做那個的，真的有其必要嗎？反正到頭來孩子大多都不會聽進去，何不暫時休戰，等到情形有所改變再行因應？總而言之，如果家長沒有決心將自己說出口的威脅付諸實行，讓孩子聽話，那還是暫時擱置一些要求才是上策。

我希望家長能多將方案 B 融入自己的教養方法中，因為它有以下優點：

- 減少孩子的情緒爆發和反抗行為。

- 清楚地說明父母對孩子的期待。
- 解決問題。
- 檢視及反省自己教養風格對孩子的影響（是太過寬厚仁慈，還是控制慾太強？）。
- 讓孩子更願意多聊一點。
- 建立親子間的互信與連結。
- 教導孩子相關技巧，加強其思考能力。

孩子為什麼達不到父母的要求？

前面說過，孩子會出現難搞行為，可能是因為有問題未能解決，或是思考能力發展較為緩慢。如果家長想要了解背後的原因究竟為何，務必要仔細觀察、尋找各種蛛絲馬跡，過程中要保持耐心，不宜妄下結論。畢竟，「你會選擇如何『介入』，取決於你怎麼看孩子的行為」，還有，請一定要記住，我們不曉得孩子出現這些行為的原因，所以，為了避免犯下前面圖 4.2 的錯誤，千萬要先將事情的來龍去脈搞清楚，再採取行動！

在接下來幾天之中，請你整理出一張「未完成問題」的清單，例如，吃完晚餐沒有收拾乾淨，或是搭校車遲到等等。從中挑出重複出現、沒有太大變化的問題，試著歸納出其行為模式。另外，盡可能詳細地描述孩子未能達成的要求為何，並記得包括以下資訊：

- 孩子是在何時、何處、遇到何人，以及面對何種問題才會出現這些困難？
- 是什麼事情或事物引起孩子的負面情緒？
- 當下的情境或事件為何？
- 長期以來讓你和孩子挫折不已的問題為何？

另外，如果你有填寫金鑰 4 一章最後的「協同問題解決之計畫評估工具」，也可以回頭參考一下。這次，多注意一下那些因為發展遲緩，而造成孩子困難的思考能力。

最後，要貫徹方案 B 有三大步驟。每一個步驟都不宜操之過急，循序漸進就好，這點非常重要。

步驟一：同理與理解，了解孩子的想法和憂慮

在第一步驟中，父母的目標在於了解孩子為何無法達成期待，以及為何會出現各種難搞的行為。要順利完成任務，首要之務除了讓孩子知道爸媽並沒有要懲罰他的意思，也要讓他了解父母只是想要與他合作，不是為了取得掌控權而對他有所控制及限制。家長必須展現出自己真心想了解孩子的想法和憂慮，孩子到底為什麼都不聽爸媽的話，又到底為什麼該做的事都沒做到？過程中，不論家長有多麼挫折，還是要展現同理，設法使孩子卸下防備。只要孩子發現真的有人願意傾聽自己的心聲，他的情緒便會開始降溫，有所好轉。除此之外，他們的觀點或許也能提供家長看事情有不同的角度，注意到先前所未能察覺的地方。

不要忘記，金鑰 1 中提及「後設認知」（自我對話）是執行功能技巧的一種，過動症孩子常常在這項能力上發展較他人遲緩。不過，只要他可以意識到自己的思考過程，他就更能掌握自己的心情、注意力，順利完成目標。因此，父母的目標就在於引導孩子說話，幫助他們將心裡想的、感受到的，通通化作言語，這樣一來除了更能了解自己思考的脈絡，也使他們知道只要願意表達自己的需要和憂慮，其實反而更能得到想要的結果，減少自身憤怒和挫折的情緒。

在此步驟，父母得盡量去了解孩子，直到親子間有足夠的理解為止。只要爸媽多懂孩子的感受一點，不管面對什麼情況，他們都會更容易做出適當的回應。不過，千萬記住，幫忙孩子解決問題或是提供意見，都是最後步驟要做的事，目前還不需操心煩惱。另外，這時也請先別作價值判

斷，仔細傾聽孩子的觀點，了解那些「未完成問題」究竟是從何而來。

- 父母要試著具體說出問題所在，並且分享自己的觀察，但不要擅自揣測，有幾分事實便說幾分話。
- 提出問題時，盡量避免用「為什麼？」作為開頭，不然可能會讓孩子豎起防備。多用「怎麼會？」當開頭，這樣較能引出孩子真實的想法、感受和意圖。舉例來說，別說：「你為什麼沒有打掃房間！」要說：「怎麼啦？怎麼房間還沒打掃？」
- 有時，利用虛擬的情境反而可以幫孩子說出他真實的感受。舉例來說，父母可以問：「如果我能晃晃魔杖，就把功課都變不見，那是不是很棒呀？」
- 父母不要在問題中偷渡個人意見或未經深思熟慮的解決方案，舉例來說，別跟孩子說：「你不覺得如果再等一下，可能會比較好嗎？」或「你不覺得下次如果……，一定會很棒嗎？」
- 避免諷刺、羞辱、責怪和批評。例如，不要說：「你當初要是肯那樣做，就不會搞成現在這樣了。」或是挖苦的說：「哇，這計畫還真『棒』哩，是不是呀？」
- 孩子遇到困難時，內心可能會糾結掙扎。父母或許不樂見孩子這般痛苦，但也別為了安撫而將他們的感受輕描淡寫帶過。舉例而言，千萬別說：「喔，說真的，這不是太嚴重的事啦。」
- 父母應該要承認自己在問題中所扮演的角色，以及所應承擔的責任。舉例來說，父母可以說：「我剛剛這樣做，好像沒幫到太多忙，我希望能想出其他辦法，但需要你的協助。」
- 稍微緩下來，容許沉默存在。不過，最終還是要讓孩子說出自己的感受！父母當然不必全然同意孩子的擔憂和觀點，但至少要試著去理解它們。

傾聽

傾聽他人時，不必給予意見。畢竟，一旦出了自己的小世界，你的意見用處實在不大。

好好地聽就好。直到你的大腦像是條濕到不斷滴水的毛巾，一擰就會灑滿一地他們想說的話為止。

——作家休・艾略特（Hugh Elliot）

前一章提過的傾聽技巧，接下來會有所用處，千萬別忘掉了。這裡提供幾種特定的問句和句型，對促進對話進行可能會有所助益：

- 安撫、同理和肯定。如果孩子看起來焦慮不安，整個人像是停擺了一樣，父母得適時安撫，讓他們知道自己並沒有惹上麻煩，也沒有人要懲罰他們。另外，真誠、溫柔及展現同理心的言論，也會有所幫助。不過請記得，「同理和肯定」只是表示自己能理解和接受孩子的想法，並不等於「同意他們的立場或觀點」。另外，家長進行這些行為時，務必要真心誠意，不要其實心中暗藏怒意，隨時可能對孩子祭出懲罰。最後，父母其實可以試著猜猜看孩子當下的想法和感受為何，錯了也沒關係，讓孩子糾正就好了。
  - ❒「你說的有道理喔。」
  - ❒「我不是說這樣不行，也不是說你一定得那樣做……」
  - ❒「我沒有說你做不到。」
  - ❒「我想知道你的看法，別只想在心裡，說出來聽聽吧。」
  - ❒「你很努力，我知道。」
  - ❒「沒事，你沒做錯事，我只是在想你做功課的方法，是不是不太適合你？」
  - ❒「我知道這背後一定有什麼原因，我想了解。」

❐「你在想些什麼呢？跟我說吧，沒事的。」

- 釐清問題。要求孩子進一步解釋與說明，這樣一來，除了確定自己聽到的訊息正確無誤，也讓他們有機會多吐露一些心聲。舉例來說，「怎麼說呢？」跟「關於這件事，你可以多說一點嗎？」都可以引出更多資訊，讓理解更加完整。除此之外，孩子在敘述自己的感受時，也不妨適時提供具體的形容詞，讓他能夠更容易描述自己的情緒。

❐「能不能給我一個例子？」

❐「怎麼會這樣？」

❐「我不太懂。我覺得有點困惑，你能多解釋一點嗎？」

❐「這件事在家裡有問題，到了學校就沒有，怎麼會這樣呢？」

❐「做功課的哪一部分讓你覺得特別困難？」

- 提出有所依據的猜測。舉例來說，家長提了很多問題，想要了解孩子當下的狀況，但感覺幫助好像不大。這時，不妨詢問一下孩子，是不是乾脆讓你猜看看他的情緒究竟如何。猜完後，務必跟孩子確認自己的想法是否正確，但如果猜測錯誤，也別太過氣餒。很多時候就算猜錯了，還是能幫助孩子更精準地表達自己的想法和情緒。

❐「我能不能猜猜看？」

❐「我猜你現在感覺很（受傷／憤怒／難過……）。」

❐「要是我越來越接近答案，要讓我知道喔。」

❐「我知道有些小朋友，他們……」

❐ 跟孩子玩「二十個問題之你問我答」（Twenty Questions）。[1]

1　譯註：這個遊戲曾一度盛行於美國。遊戲進行中，會從參與者中選出一名「回答者」，他必須在心中選定一項事物，但不得告訴其他人。其他參與者有二十次提問的機會，問題要能以「是／不是」回答。若機會用罄，答案還沒猜出來，回答者便獲得勝利。

● 確認孩子的感受／傾聽孩子的心聲，並有所回應。幫助孩子辨認自己的感受，然後跟著重述一遍，確認訊息沒有誤差。

❐「你的意思是這樣嗎？」

❐「我這樣說對不對？」

一旦你認為自己已經完全了解孩子的憂慮和看法了，那麼就可以前往下一個步驟。

步驟二：確定問題！為人父母，你的擔憂和看法又是什麼？

搞清楚孩子的擔心和看法後，就該是時候表達自己的想法了。等等，什麼想法？清楚表達自己的想法看似簡單，但實際上可是困難得很。為什麼你特別關心這件事？這件事有什麼重要的地方？夫妻雙方都同樣關心這件事嗎？如果沒有的話，雙方準備好合作了嗎？還是要先來一場「協同問題解決」模式的對話，確保彼此都站在同一陣線上？我建議真正表達自己的顧慮前，最好是自己先大聲練習個幾遍，或是找另一半及其他信得過的人來練習。清楚表達自己的想法，真的不是件容易的事。

除此之外，為人父母，你認為自己對孩子的成功、快樂等，扮演怎樣的角色呢？跟孩子溝通前，別忘了先想過這個問題，才能準確傳達自己的立場。還有，要記得分清楚什麼是「你的擔憂」，什麼又是「你的期待」，舉例來說，前者應該是：「事情是這樣的，你沒有整理房間，我覺得有些擔心。這樣你需要什麼東西的時候，可能沒辦法很快找到。」而後者則是：「你應該要保持房間整齊啊，但你顯然沒有做到。」兩者的立場都有其依據，畢竟父母的特權就是樹立規則和訂下目標。不過，要注意的是，不同的說法會將討論帶往不同的方向，並且用不同的方式解決問題。

最後還是要記得，父母在這個步驟只需要表明自己憂慮和關心之處就好，還不必幫孩子解決問題。孩子不一定會看重這些顧慮，但至少可以知道其他人的想法是什麼，面對事情時也可以有多一層考量。

步驟三：親子同心，解決問題

到了這個步驟，親子雙方應該都對彼此的想法有更深入的了解，這時，就是找出解決方案的時候了。想像你跟孩子坐在房間一端的沙發上，需要解決的問題則是在房間的另一端。面對問題，你們一起腦力激盪，設法找出兼顧雙方考量的解決之道。房間裡的氣氛這時也慢慢地不那麼緊張了。不過，要是到了這個階段，孩子對父母還是有些不信任，父母得想辦法證明，自己確實有將孩子的想法納入考量，而非只是一意孤行。

怎麼證明呢？讓孩子複述彼此的想法，或許是不錯的方法。如果孩子講不出來或是不想講，父母也可以主動開口：「我在想，不知道有沒有一個方法可以同時兼顧到我們雙方的想法……」或是「我們要怎樣才能找出適合的解決方法呢？」接著，雙方便開始腦力激盪，找出兼顧彼此利益的一條出路。可以的話，不妨讓孩子先拋出第一個提議。這裡提供幾項指導原則，希望幫助雙方有效地想出合宜的方法：

- 深思熟慮後，寫下所有想到的方法和雙方的共識。不論這些想法合不合理，請具體描述，並說清楚「該怎麼做」。
- 暫時不要做價值判斷或評論。
- 樂觀以待，保持耐心。

我們最終的目標，是要找出可行、可長期維持，並且照顧到每個人想法的雙贏方案。因此，如果討論的氛圍變得太有壓力，不妨休息一下，讓彼此思考和冷靜後再重新開始。

有些家長反映，他們曾希望藉由「協同問題解決」的方法找出解決之道，但最後沒有成功。成功的訣竅在於，父母必須落實雙方的共識，使其真正發揮作用，不能只是紙上談兵而已。此外，還要加入究責機制，以及提供調整方向的機會，這些都是過程中非常重要的。

親子間取得共識時，記得預先說好：

- 如果共識得以落實，會有什麼好處？
- 如果共識得以落實，我們要做些什麼？
- 如果共識無法落實，會有什麼壞處？
- 如果共識無法落實，我們要怎麼辦？

記得將討論出來的共識寫下來，白紙黑字才有所依憑，並約定之後要找一天出來，共同評估事情是否順利進行。這是個很好的機會，除了可以表揚孩子的表現，要是事情不甚順利的話，也可以趁此機會做出調整。假如事情還是沒有解決，雙方可以再坐下來討論，但要避免用爭吵、羞辱、責怪或批評應對。

有時孩子提出的方法，父母一聽就覺得不太可能成功，但不論怎麼勸告，他還是堅持己見，認為這是絕佳方案。這時別忘了，孩子畢竟經驗不足、不夠成熟，還有許多成長的空間。尤其是國小到高中年紀的孩子，很多人都有種「蠻幹」的傾向，或是「我無所不能」的思維，認為沒有什麼事辦不到。例如，如果孩子總是沒辦法準時到校，他可能就會說：「我會更努力早起的，我一定會成功！」這聽起來雖然不是什麼像樣的「解決方案」，但不妨讓孩子試試看。畢竟，就算之後失敗了，有嘗試過才有檢討的基礎。

正式啟動「協同問題解決」

完全了解「協同問題解決」的步驟後，就可以回頭看看先前整理出來的「未完成問題」清單，以及檢視孩子有哪些技巧發展得比較遲緩一些，並找出其中需要處理的問題行為。別忘了，「問題」和「行為」是不同的事，不能混為一談。處理的重點應該是「問題」本身，而非問題所導致的

「行為」。行為指的是孩子大哭大鬧、打架、抱怨，或是不斷忘記等舉止，而問題則是行為背後的成因，像是學校作業、雜事、打掃，以及必須幫忙做事情等等。點出這些成因，比起指控孩子懶惰、缺乏動機、不尊重人，更能幫助家長掌握事情全貌，可說是有用多了。另外，許多家長常常忍不住，一開始就想解決最嚴重的問題，但這樣可能太過不切實際。如果想要事情順利進展，最好還是按部就班，從不那麼嚴重、可以清楚定義的問題開始，或者直接詢問孩子他想先處理哪些問題，也是可行的方法。

如果家長與孩子的關係良好，有許多良性溝通和對話的機會，其實可以試著從最棘手的問題下手。這些問題使孩子常常出現具挑戰的行為，如果能夠順利解決，不僅能一併減少整體的壓力，還能讓事情更為順利地進行。然而，要是親子關係緊繃、充滿壓力，幾乎沒有對話空間，最好就從小一點或孩子較願意投資時間的問題著手，例如請他記得將外套掛起來，這樣孩子不但較容易學習到「協同問題解決」的精髓，也可以迅速取得一些小成功，奠定信心。

等孩子到了一定的年紀，大腦發展較為成熟時，就可以傳授他「協同問題解決」的步驟：

- 雙方皆表達自己的擔憂之處。
- 雙方皆盡可能傾聽彼此的想法，不要做任何價值判斷。
- 雙方協力想出解決方案。
- 雙方皆同意選定一個時間來檢討方案，以確保一切順利。

假如家長認為適宜、有幫助的話，也可以大方承認自己在問題中所扮演的角色，像是：「從剛剛開始我好像就碎碎念個不停……」如此一來，除了吸引孩子的注意力，也可以將他一起拉過來面對、處理問題。不僅如此，家長要讓孩子知道一件事：雖然雙方常有歧見，但自己並不希望每次碰到這種事就吵個沒完。孩子從以前到現在有不斷進步的話，家長不妨將肯定訴諸言語，並多讓他參與做決定的過程，尤其是會對他造成影響的決定。有需要的話，可以隨時複習前面章節中所提到的溝通技巧。

練習「協同問題解決」時，可以善用假想的情境。舉例來說，媽媽想要買艘小船，但卻遭到爸爸堅決反對。媽媽認為自己應該多少有決定的權力，可是卻這樣被爸爸無情地打槍。想想看，媽媽會作何感想？該怎麼將這樣的衝突轉化成對話，並進一步找出雙方都滿意的解決方案呢？經過一番深入的對話，我們發現爸媽的真正想法原來是：

媽媽的考量：

- 她很享受置身水上的感覺。
- 她喜歡大自然和開放空間。

爸爸的考量：

- 小船好貴，保養維修的費用也好貴。
- 買了船之後，好像就得常常去玩，不然很浪費，但他不喜歡這樣。
- 有了一艘船，似乎就常常要接待朋友，還有帶家人去玩，壓力太大，他不喜歡這樣。
- 置身水上，總是令他坐立難安。

於是，雙方接連討論了幾種解決辦法，最後決定偶爾租一艘獨木舟來划划就好，不必真的去買一艘小船回來。爸爸答應說自己可以多嘗試看看，媽媽也說自己可以和其他家人或朋友去，不會每次都找爸爸，有時也可以獨自去划。

不少家長思考這個假想的情境後，就會發現許多問題之所以存在，其實是父母不願釋出部分掌控權給益發成熟的孩子，最終導致他們進退失據。

最後，假設孩子不願合作，或是方案 B 進行不甚順利，可以思考以下幾件事：

- 孩子為何不願意對我敞開心扉？

- 這個時候適合溝通談話嗎？如果時機不對，還硬要孩子說話，那麼溝通肯定成效不大。不如靜心等待，釋出善意，反而更能建立親子互信。
- 你用來控制情緒的「燃料」是否還足夠？
- 孩子是否需要多一些時間思考？
- 你是不是假方案 B 之名，行方案 A 之實？
- 孩子信不信任你？
- 你是否其實還是在走「羞辱、責怪、批評」的老路？
- 你是否有好好安撫孩子，表現出足夠的同理心？
- 你是否有意識到自己在問題中所扮演的角色？
- 是否提供給孩子一點點動機，會讓他更願意參與其中？

如果孩子還是不願帶著真誠的心，坐下來跟父母溝通，只好讓他了解，儘管爸媽非常樂意合作，但由於他屢勸不聽，爸媽迫不得已只好採用方案 A：「我很樂意討論這個問題，取得共識，但你一直不願意合作，我只好做我認為最好的決定。這是你的選擇。」要是這麼說了以後，孩子還是一直嚷嚷說他願意溝通，但卻始終沒有下文，家長就必須重新站回方案 A 的立場，警告孩子只要時間一到，自己就會幫他做決定。

方案 B 緊急版：迫不得已，必須當下弭平衝突！

如果問題不是很迫切，家長又有積極作為的話，方案 B 無疑是最好的解決方案。然而，教養的過程中，總會遇上一些需要立即處理的問題。這時，要是孩子熟知「協同問題解決」的步驟和概念，事情當然好處理得多。但親子間若已有一定程度的信任基礎，孩子知道爸媽願意傾聽他的想法，也可以接著教他緊急版的方案 B，也就是我稱為「一招定生死」的方法。

基本上，這個方法就是告訴孩子：「你有一次為自己辯護的機會，請冷靜地訴說你的想法，不要爭辯，也不要大吵大鬧，好好講，這樣我才知道為什麼這件事很重要，你又為什麼希望我改變心意。我保證我會認真傾聽，仔細考慮，然後才做出定奪。不過，一旦我做了決定，就不會有所改變，討論就此結束，我們繼續往前走。」

過程中，務必保持冷靜，不要陷入無謂的權力拉鋸。然而，如果家長發現類似的問題不斷出現，或許可以考慮回歸正常版本的方案B，主動出擊、積極地解決問題。

到底有什麼好處？

遇到孩子無法順利達到期待的情況時，方案B為家長指出了另外一條可行的路。這條路不僅僅是親子間討論協商，找出最大公約數而已，它實際能達到的效果還要更多更大。父母的目標不是要更有效地迫使孩子聽話，也不是給予獎勵，讓孩子有動機做事，而是補強孩子不足的技巧。如果你有好好看完前面提到的「協同問題解決之計畫評估工具」，你會發現其實光是「遇到問題時親子願意合作溝通」這件事，就已經可以教孩子很多事情，進一步培養他們解決問題的能力。

有些家長會好奇，到底什麼時候教孩子「協同問題解決」的概念，才是最合適的呢？我建議越早越好。因為從小就有所接觸的話，之後才會知道該怎麼「提出不同意見」。孩子要為自己發聲爭取權益時，也才有適當的工具使用。總而言之，只要把孩子帶入溝通的情境中，除了能建立他們的溝通技巧，加強問題解決的能力，也能讓他們處理事情時更有彈性，並且學習如何應付挫折的情緒。

除此之外，也有不少家長抱怨，「協同問題解決」不但曠日廢時，還下放給孩子太多不該有的權力。不過，經驗告訴我們，讓孩子慢下來，參與處理問題的過程，雖然會花上一些時間，但絕對是值得的投資，因為孩子會逐漸開始信任父母，並且對自己解決問題的能力產生信心。不僅如此，還可以大幅減少親子間爭吵的次數，省下許多力氣和時間。當然，傾聽孩子的心聲並不是說要放棄父母的權威，只是代表你願意正視孩子的觀點和價值觀。這樣做有其好處，例如，避免孩子情緒潰堤、增加親子的合作意願，以及幫助孩子建立對自己和他人的信心。孩子也會知道信守承諾和誠實的重要。

再次提醒，傾聽孩子的心聲，只是要理解，不是要全盤接受為真。你怎麼看孩子的行為，會影響到你介入的方式，還記得吧？因此，親子間事先做好溝通，一定對未來處理問題會有所幫助。「協同問題解決」需要時間，也考驗耐心。一開始可能會覺得綁手綁腳和有些尷尬，但要傳授技巧和解決問題的話，這無疑是我知道最好的方法了！

重要概念

- 孩子如果有能力，就會做得好。
- 不是有人下戰帖，你就有義務應戰。
- 開口前，先在心中決定策略。
- 多問問題，不要只是丟出一堆解決方案！
- 對話、溝通，不要衝突！
- 孩子不是待解決的問題，是解決問題的幫手。
- 沒有冷靜，就沒有學習。
- 善用方案Ｂ！主動出擊，積極作為。
- 目標應該是追求進步，不是追求完美。
- 孩子表達「不同意見」的方法有所進展時，別忘了肯定他的努力，讚美他的意願，還有誇獎他的進步。
- 過程中，不要失去信心。要是碰到阻礙，再試一次就好了。
- 改變除了需要大家的經驗，也需要大家付出與實踐，更考驗每一個人的耐心。絕對沒有一蹴可幾的事！

- 溝通時，避免羞辱、責怪和一味批評。

「先求理解他人，再求他人理解自己。」

——史蒂芬·柯維（Stephen Covey），《與成功有約》

（*The Seven Habits of Highly Effective People*）一書作者

回家作業

1. 繼續安排與孩子一對一相處的時間。有時，在親子雙方度過一段有品質的相處時間後，你會有機會運用方案B，跟孩子討論一些有待解決的問題。
2. 列出可以利用方案B解決的問題，從中擇一作為開始。
3. 與家庭成員日常對話時，也請試著融入積極傾聽的技巧。

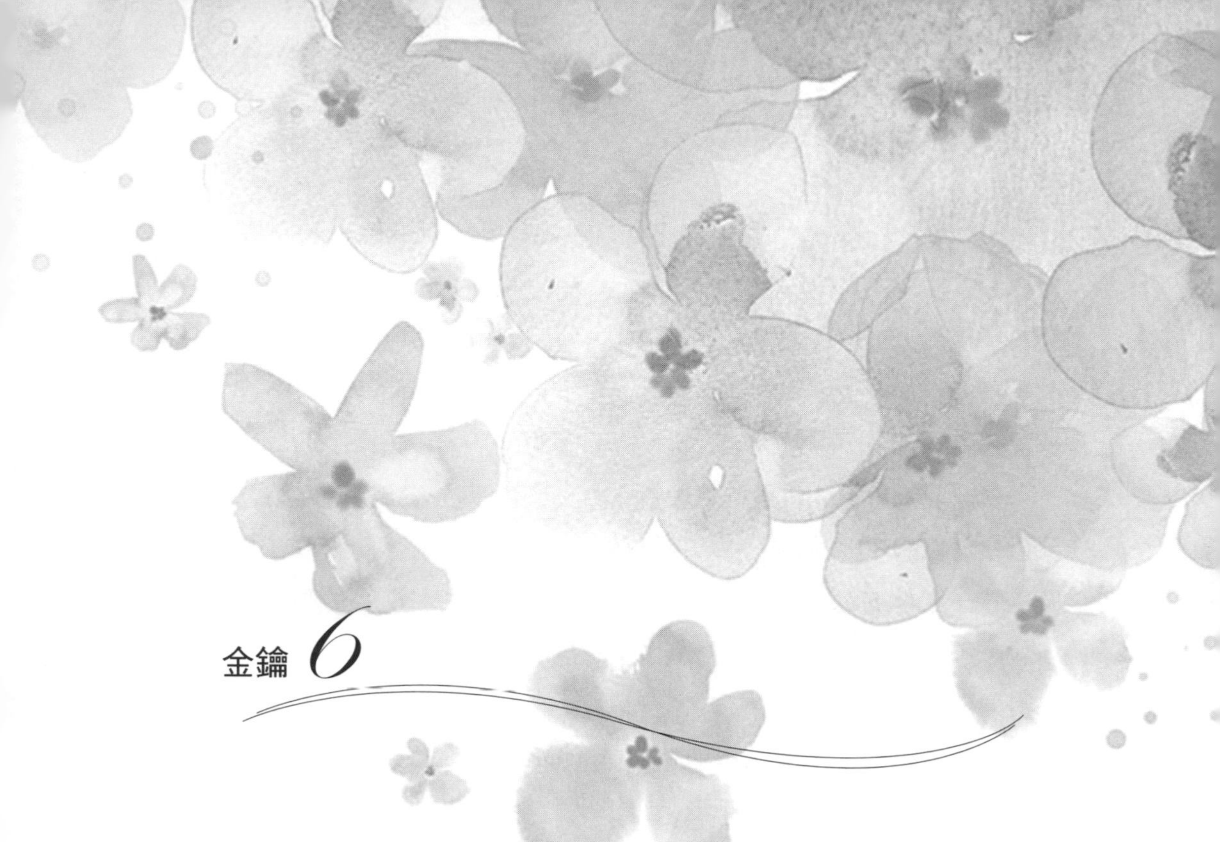

金鑰 *6*

規則清楚，標準一致，讓孩子有所依據

「決定目標，決定你願意付出什麼代價，安排事情先後順序，上工！」

——美國石油大亨杭特（H. L. Hunt）

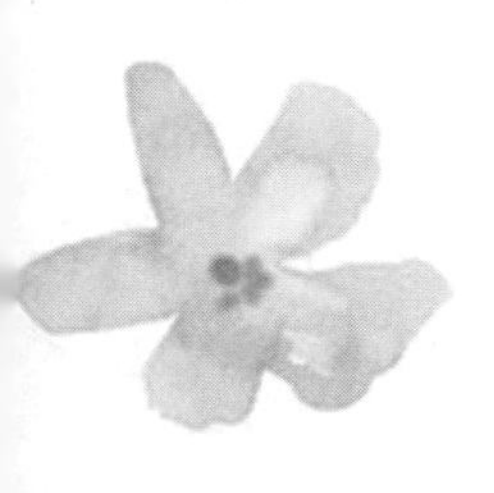

不曉得有沒有人注意過，就算是同樣的家庭、同樣的父母，也可能會養出志趣各異、行為模式不同的孩子？每個孩子的性情天生就有所差異，神經構造也大有不同，這些因素對孩子能不能適當地回應周遭事物影響很大。就我的觀察而言，孩子常能分為兩個陣營：聽話、擅長處理爭論的孩子，以及固執、讓父母頭痛的孩子。

一般來說，比較嚴格且權威式的父母管教孩子時標準會較為一致，原因是他們的規則清楚，一旦犯錯必定會受到處罰。這樣的教養方式對聽話的孩子可能有效，畢竟他們除了有足夠的應付技巧，也視取悅父母為成就。不過，話又說回來，對這類型的孩子來說，多數的教養方式應該都是有效的。

有些人認為，講明規則和標準一致是與過動症孩子相處最重要的起點。這樣一來，孩子才知道父母的期待為何，也才能避免遭到懲罰。沒錯吧？要說錯也不是，但經驗已經告訴我們，這些話說起來簡單，做起來卻很不容易。這種教養方式對特定的孩子有幫助，但對固執的過動兒來說，卻可能引起許多權力的拉鋸，引來憤怒和各種叛逆行為。

過動症的孩子多半覺得自己必須掌握人生，從小就是如此。所以，面對父母嚴格的管教，他們常以更為棘手的反抗行為回應。不過要注意的是，由於執行功能發展緩慢，這些孩子有時就算想要有所表現，也很難將心中的意圖付諸實行。除此之外，因為某些未知或不明原因，過動症的孩子每次面對同一件事時，回應的方式常會有所不同，導致表現起伏很大。怎麼辦呢？前面提過，父母跟孩子溝通的方式，以及願不願意讓他們對決策的過程做出貢獻，對孩子的整體行為和聽話與否有很大的影響。因此，父母的教養風格對於形塑過動症孩子的性格和行為，扮演舉足輕重的角色。

然而，雖說教養方式有彈性、因事制宜是很重要的事，但也不代表父母就不必落實訂下的規則。事實上，事先說清楚規則是什麼，並且確實執行到底，才真正能加強孩子發展遲緩的技巧，以及培養他們情緒管理的能力，日後也才有可能成功。有鑑於此，現在讓我們來為家中的屋頂添上一些磚瓦（見圖 6.1）。

孩子要知道父母的期待是什麼，才能為自己的行為和分內該做的事負責。有太多家長碰上了問題，才開始思考自己究竟要孩子做什麼，又不要孩子做什麼，這樣是不對的。為人父母者，如果不曉得自己的底線在哪裡，不知道哪些規則有討論空間，絕對不可能達到「規則清楚」和「標準一致」的目標。我看過一部卡通，有兩個人正在讀一份合約。其中一人拿了支筆給另一個人，然後說：「雖然您看不懂以上內容，但請在此簽上大名。」基本上，如果父母不先講清楚自己的期待和規則，就沒頭沒腦地要孩子乖乖聽話，那跟說了這句話其實沒什麼兩樣。例如，遇到以下這些事情時，孩子知道你的期待和規則是什麼嗎？

- 上床睡覺（什麼時候要梳洗完畢、什麼時候要躺在床上準備就寢、螢幕跟電燈是不是通通要關掉）。

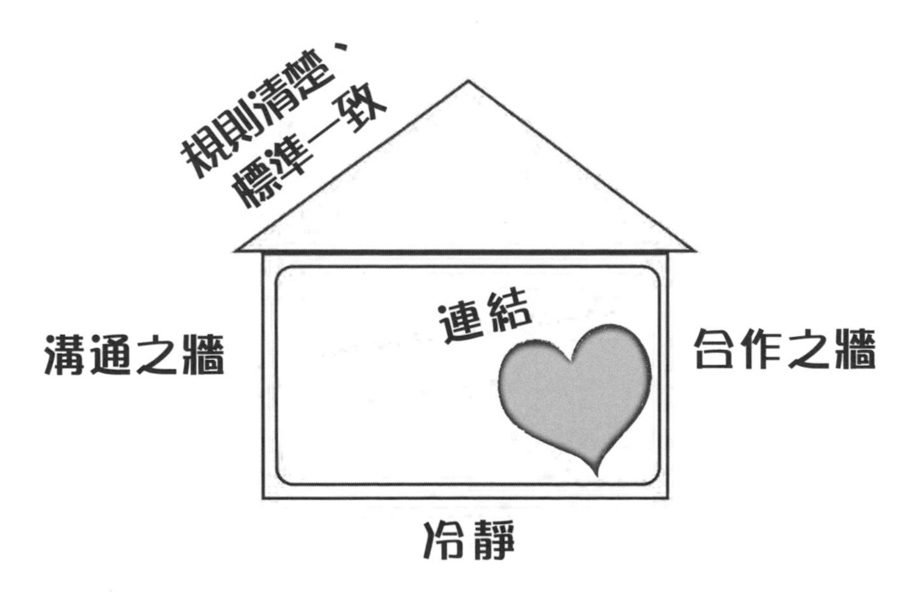

圖 6.1　房子的屋頂——規則清楚、標準一致

- 打掃整理（何時要做、需要做些什麼）。
- 回家作業（何時該完成、在哪完成、父母需要幫忙到什麼程度）。
- 電子設備的使用規範（手機、電腦、電視、平板電腦等）。
- 隱私（房門什麼時候一定要打開、什麼時候可以關起來）。
- 晚餐時間（至少要坐多久）。
- 語言（什麼話可以說，什麼話不可以說）。
- 家中雜務。
- 如何處理意見分歧。
- 帶孩子出去玩（多久一次、什麼時候會去、誰要安排）。

過動症孩子除了需要知道下一步該做什麼，還要知道自己應該遵守哪些規則。太多父母只在遇到問題時，才開始跟孩子說自己的規則和期待是什麼，但通常到了這個時候，不好的習慣早已根深蒂固，非常不容易矯正。

規則清楚、標準一致為何如此重要？

很多孩子喜歡打電動，為什麼呢？除了刺激的聲光效果，也是因為遊戲模式多半固定一致，劇情走向容易預測，而且提供立即的回饋。不過這裡真正重要的是，在遊戲中，一旦任務失敗，那就是失敗了——任何大哭大鬧、尖叫、討價還價都沒辦法讓遊戲角色原地重生，或是得到再來一次的機會。因此，孩子不會浪費精力去挑戰遊戲，反正也沒辦法改變什麼，而是會設法去學習每一條遊戲的規則。

幾年前我讀過一份研究，研究者觀察一群在沙灘上玩耍的嬰兒，他們的父母就在附近，而且離水域有一段安全距離。研究者想知道，如果環境變項有所改變，這些嬰兒能自在地玩多久。因此，在第一個情境中，嬰兒玩耍的地方被插上四根竿子，將他們圍在裡頭，媽媽則站在竿子旁邊守望。第二個情境比較不同，所有竿子都被拔掉，但媽媽與嬰兒的距離並沒有改變。研究者最後發現，四周有標示物圍繞的嬰兒明顯玩得比較久，而且看起來也自在許多。不曉得為什麼，他們似乎覺得在一定的界線中會較有安全感。對大多數人來說，這個道理是一樣的。只要事先設下明確且合理的界線，以及清楚且可預測的期望，他們的表現通常會更加出色。

說到這裡，大家應該明白「規則清楚，標準一致」對多數孩子來說助益極大，不過，過動症孩子對此的需求可能又更強烈一些。原因如下：

- 時間管理不好。相較於其他人，過動症孩子的時間感比較差一點，也比較不知道怎麼準備接下來要進行的事。所以，只要越能掌握接下來可能會發生什麼事，或是要完成哪些事情、到什麼地方，他們的表現就會越出色。
- 工作記憶較弱。只要有一致、可預料的規則可供遵循，最好還要白紙黑字記下來，孩子就不必窮盡精神把所有規則和父母的期待都記在腦中。
- 情緒管理不佳。只要有清楚的規則和目標可供遵循，孩子要想跟父母爭辯或是大吵大鬧，就不是那麼容易了。
- 難以轉移注意力。眾所周知，要讓過動症孩子放下手邊的事情，將注意力轉移到下一項任務上，並不是件容易的事。會有這樣的情形，常常是因為孩子處於「極度專注」的狀況之中，或者單純是因為接下來做的是孩子不喜歡的事情。以下提供小訣竅、工具和策略，可以幫助孩子更容易前進到下一項任務。

再次提醒，孩子如果有相對應的能力，就能表現良好。父母的任務在於幫助他們學習如何管理情緒，以及發展執行功能技巧。越多的幫助，就越能幫助孩子了解控管自己的箇中奧祕，面對挑戰時，不再只是訴諸情緒，而是能理性以對。

如何順利前進到下一項任務？

良好的事前準備、適當的指引，以及親子間的緊密連結，是幫助孩子順利轉移到下一項任務的關鍵因素。這裡有幾個不錯的小訣竅：

- **事先告知孩子每日的行程**。讓孩子到時候不至於太過驚訝，因為知道什麼時候可以出遊，什麼時候又要準備考試和計畫，孩子可以更有效率地安排時間。另外，孩子如果能提早知道何時要完成什麼事，也比較會有時間向父母表達自己的想法、討論其他可行的替代方案，以及做出調整。畢竟，要是等到很晚才知道，迫於時間的壓力，有些事就不是那麼容易解決了。最後，父母要是沒空接送孩子，或者沒時間陪他討論作業，最好要提早讓孩子知道，這樣他才有心理準備，也才能先想一些應對策略。我建議父母可以給孩子一本記事本，將所有待辦事項都寫在上面，以便全盤掌握。如果碰到比較敏感的待辦事項，像是「看醫生」，家長也可以教他們要小心處理，不要隨便讓其他人看到。
- **準備計時器和時鐘**。只要碰上與時間有關的任務，孩子就需要有工具在手。對缺乏時間感的他們而言，只是口頭吩咐說「五分鐘後下樓」是絕對不夠的。因此，請記得在家中孩子常去的地方，像是臥室、浴室、遊戲間、電視或電腦旁，以及廚房，擺上電子式的數字鬧鐘。雖然孩子理當看得懂長短針的時鐘，但根據我的觀察，過動症孩子真正看到數字時，會比較能有所回應。除此之外，電子式的數字鬧鐘還可以「報時」，這點長短針的時鐘就辦不到了。可以的話，手邊不妨也準備幾個操作方便的計時器，需要時分給孩子一個，其他則留給自己。這樣一來，下次遇到「五分鐘後下樓」的情況時，不管是爸媽還是孩子，都可以立刻設定時鐘，時間一到就發出聲音提醒。如果孩子看得懂長短針時鐘的話，家長可以問孩子「現在幾點啦」，得到回覆後再說：「好，五點十五分（或是十分鐘內）下來吃飯。」有了清楚的目標，孩子就更能夠負起責任，家長也不必老是嘮叨個不停。

- **提醒，提醒，再提醒**。孩子要轉移注意力到下一項任務時，就算有了一切必備的工具，還是需要家長一再提醒，並且預留足夠的時間給他們反應。舉例來說，如果只給孩子五分鐘的話，他們可能沒辦法馬上結束正在玩的遊戲，或是立刻關掉正在看的節目。因此，要是發現每次叫孩子做什麼事，最後都會演變成爭吵，很可能是預留的時間不夠所導致，最好運用「協同問題解決」技巧，徹底解決問題。
- **表達自己有注意到孩子正在進行的事**。不論要指派給孩子什麼任務，最好先觀察一下他在做什麼，再表明來意。舉例來說：「嘿，傑西，你很認真在讀書耶。不過，可以幫個忙，把東西從車子裡拿出來嗎？」這樣不但有禮貌得多，還會讓孩子覺得受到重視。而且他也會知道，下次有事要打擾爸媽時，應該也要這樣做。
- **找出合適的暫停點**。前面提到，要孩子放下手邊正在做的事並不容易，尤其是當他們處於「極度專注」狀態時更是如此。因此，父母要提醒孩子該轉移到下一項任務時，不妨建議他自己想一個合適的暫停點，舉例來說，再玩兩輪就停、再讀四頁就先掩上書本，或是再多幫項鍊串十顆珠子就告一段落等。
- **親身參與**。有一次講座結束後，會場裡的人散得差不多了，我突然看到有個十歲左右的孩子還坐在會場後方，他媽媽站在一旁，似乎正耐心地等他做完什麼事。我心想，她會來參加「如

如何順利前進到下一項任務？

何教養過動症孩子」的講座，應該是有相關的需求，於是就趨前詢問有沒有什麼幫得上忙的地方。她回答：「沒事沒事，我只是在等他玩完遊戲而已。」一聽到這句話，我忍不住露出笑容，不僅是因為樂見這位媽媽試著保持耐心，沒有將場面搞得雞飛狗跳，也是因為我知道孩子是絕不可能速速結束的，這一等應該會沒完沒了。因此，根據前面提過的方法，我建議她去坐在孩子身旁，參與遊戲過程，並詢問孩子哪裡會是合適的暫停點。在孩子進行到那個點之前，盡可能表現出興趣，參與整個過程。結果，還不到兩分鐘，他們便已經起身準備離開了，途中媽媽還回頭向我微笑示意了一下。當然，事情不會每次都如此順利，只是有時候，孩子需要有人在後面推一把才會前進。不管是陪孩子一起看水族館裡的魚，討論何時要再訪，還是一邊欣賞他們做的房屋模型，一邊提醒他們要轉移到下一項任務，只要父母願意跟孩子建立連結，必然會帶來許多好處。

- **培養孩子「做事前的習慣」**。職業棒球選手上場打擊前會有一套自己的例行程序，大廚做菜前也有自己習慣擺設廚具的方法，所以，也培養一下孩子「做事前的習慣」吧！舉例來說，讓孩子習慣做事前一定要先整理好桌子、蒐集好喜歡的點心，或是最後摸一下狗狗等。這樣一來，孩子就會比較容易開始做事。當然，要是效果不彰，親子間或許可以討論如何讓事情簡單輕鬆一點。

夫妻的教養觀念不同，怎麼辦？

每個人從小接受的教養方式不同，長大以後教育孩子的方式自然也會有所差異。有時人們會有意無意地模仿自己父母的教養模式，有時卻又會千方百計採取跟父母完全不同的做法。因此，要是來自不同家庭背景的夫妻無法取得共識，共同擁護一套規則和價值觀，就很可能在教養孩子的過程中發生衝突，或是導致孩子面對爸爸或媽媽時出現迥然不同的行為。

有鑑於此，事先與另一半討論彼此的價值觀和核心教養信念，設法取得共識，確保雙方在同一道陣線上，可說是非常重要的事。碰到個人不容妥協的規則和期待時，千萬不要含糊帶過，否則就算現在不談，未來一旦遇上了壓力和緊繃的情境，這些事情還是會浮現出來。我們都知道，在充滿壓力的情況下，學習就不會發生，也解決不了任何問題。

家中有特殊孩童的夫妻，離婚率比一般夫妻來得高。這不僅是因為孩子的問題行為頻頻，讓人壓力倍增，也是因為他們必須處理更多彼此的分歧，面對更多不同的議題，這是一般夫妻比較少碰上的事情。因此，當一般夫妻出遊放鬆時，家有過動兒的夫妻常常得取消行程、避免邀約，以騰出時間照顧孩子。就算出去玩，話題也多圍繞在孩子及接下來的挑戰上。面對這些額外的壓力，夫妻雙方必須投入時間和心力，設法解決彼此的歧異，修補彼此的關係。務必銘記在心，如果父母間長期存有歧異，對孩子來說也是一種壓力，他們會不知道該如何是好。

輔導家有過動兒的夫妻時，我總是提醒他們，雙方都深愛孩子，這點無庸置疑，只是遇到棘手的事情時，彼此可能會存有一些不同的想法和觀點。這種時候，要暫時先拋開爭議，一起找出解決問題的方法，不要讓孩子涉入。儘管不容易，但為了孩子，請相互理解和支持。可以的話，不妨採用「協同問題解決」方法，讓彼此能異中求同。最後，有必要的話，找客觀的第三方來協助雙方溝通，以及調解爭議。

「權利」vs.「特權」

為人父母的其中一項職責，就是帶領孩子認識世界的真實模樣。因此，教養孩子時，千萬不要在家一套標準，在外又是另一套標準，這樣會扭曲了世界的真實樣貌。父母在家中應該打造適合的環境，幫孩子逐漸打好基礎，長大成人時能夠符合社會的期待，也知道社會將如何回應他們。

多數情況下，我深信父母必須給予孩子大量的自主空間，讓他們開闢出自己的道路。當然，父母還是要時不時確認孩子有發展出好的習慣、優良的品行，以及抓住正確的機會，沒有誤入歧途。畢竟，他們的年齡還小，有時候不太能理解自己的行為會帶來什麼樣的後果。

「動機」這項複雜的議題，我們在金鑰 5 一章討論過。當一個人有自主的空間，渴望精通一件事，而且清楚知道自己的目標是什麼時，他就會擁有強大無比的動機。遺憾的是，孩子並不是父母要求做什麼事情，都會有足夠的動機。前面說過，有些孩子天生就是比較聽話，有求必應只為讓大人開心，但也有些孩子就是需要更多激勵才辦得到！舉整理房間為例，七歲的孩子並不會特別想要精通整理房間的技術，也不視整理房間為偉大的目標，做起來當然就有氣無力。這時，父母可以善用溝通技巧及「方案B」的溝通方式，深入與孩子交換彼此的想法，甚至是提供更多的動機。畢竟，對多數大人來說，上班的原因不是名聲、成就感，或是樂趣——而是薪水！

另外也很重要的是，父母必須讓孩子了解「權利」與「特權」的差異：什麼是他們可以合理期待的權利，什麼又是父母另外提供的特權。如果沒有讓孩子清楚知道兩者的不同，他們在家裡或未來出社會後，就不知道自己能期待得到什麼樣的權利。除此之外，隨著孩子越長越大，想法逐漸根深蒂固，這樣的觀念混淆會帶來更嚴重的後果，尤其是父母為了要懲罰不當行為，而不准孩子買某些物品或做某些事時更是如此。

就我自己而言，我相信安全感、食物、居所、受教權以及愛，都是孩子基本應該擁有的權利。但這並不表示其他的事情都是「特權」，可以隨意剝奪限制，真實的情況畢竟是複雜多了。設下任何限制之前，要考慮清楚會帶來什麼後果，以及其中隱藏了什麼意涵。舉例來說，吉他課或許算是一項「特權」，但彈吉他說不定是孩子特別喜歡，而且有成就感的活動。剝奪他上課的權利，可能會使他非常受傷。不僅如此，如果取消上課的話，說不定還會波及有經濟壓力的吉他老師。參加學校足球隊呢？要是禁止孩子去參加練習的話，平常仰賴他的隊友怎麼辦？錯過一場練習，有沒有可能為他帶來長期的不良後果？出去跟其他小朋友玩呢？取消的話，內向且不擅社交的孩子，是不是就錯失了一次交朋友的大好機會？其他小朋友會不會也失去了練習社交的機會？他們的爸媽是否因此不能出門赴約，必須留下來照顧孩子？這些都是相當值得思考的問題，我鼓勵父母能夠多多互相討論，或是主動徵詢孩子的意見。別忘了，孩子還在發展當中，所以千萬不要輕易剝奪任何對其發展有益的「特權」。除非你已經用盡一切辦法，卻仍徒勞無功，關於這一點在下一章會有深入的討論。

遇上某些議題時，許多家長有自己的一套規範——什麼是孩子能做的、能用的，或是能夠擁有的。然而也有些議題，家長很少認真思考或研究過，所以不太會給孩子指示。舉例來說，孩子小時候看電視、使用電子產品、出去跟其他孩子玩耍、買玩具，或是買冰淇淋來吃時，家長常常不太制止，因為就算有什麼負面影響，當下也看不太出來。所以，父母常常會給孩子很多東西和權利，卻很少思考這些事情會不會影響他們的行為。一定要等到問題發生，負面行為出現，才開始思索該如何糾正孩子。

在下一章，我會討論該怎麼引導孩子的行為才適當。不過，就目前而言，我鼓勵家長先試著判斷什麼是孩子的「權利」，什麼又是「特權」。一旦定義清楚明確了，要決定該不該限制孩子從事某些行為時，就會容易許多。

送孩子禮物的兩三事

孩子收到特別貴重精美的禮物，像是手機或電視遊樂器時，常常會想怎麼用就怎麼用，想何時玩就何時玩，完全沒有節制。如果父母送禮物之前，就預期會有這類的問題發生，最好跟孩子好好談談，取得共識，說清楚這禮物雖然屬於他，但使用上要遵守父母訂下的條件。當然，這件事一開始就要做，別等到問題浮現才想亡羊補牢。

專屬孩子的「激勵清單」

父母可以設計一張專屬於孩子的「激勵清單」，一旦孩子缺乏動機，就挑出幾項來鼓勵他們前進。運用得當的話，效果絕對是事半功倍。產出這張清單的過程，可以多多聽取孩子的意見，除了確保清單上的內容能真正激勵到他，也可以順便多知道一些孩子喜歡的事物。這裡提供幾個有用的思考起點：

- 孩子最喜歡哪間餐廳，或是哪家甜點店？
- 孩子喜歡玩什麼遊戲，或是從事什麼活動？
- 孩子有沒有很想得到什麼玩具、書本或其他東西？（建議別找需要花很多時間才能完成的東西。）
- 孩子不喜歡做什麼事？(整理房間、其他雜務等。)
- 孩子有沒有特別喜歡什麼樣的「特權」?

好好揮灑創意，不必太過拘束。像是枕頭大戰、迷你高爾夫球，或是延後睡覺時間都是可用來激勵孩子的獎賞。另外，千萬要記住，對年紀大一些的孩子而言，與深愛他們的父母相處，其實是相當激勵人心的獎賞。雖然很多人沒有意識到這件事，孩子本身也常常否認，但這確實是真的。最後，設計這張清單時，不妨將自己也納入獎賞當中，像是孩子達成任務後，可以跟爸媽一起去買獎品，或是一起看場電影。

如果孩子要能負起責任，必須先能夠「回應」

理論上來說，一般的孩子應該要能妥善管理時間，掌握需要的工具，以及完成該做的事，但對過動症的孩子來說，這並不太容易。請記住，過動症是發展上的失調。因此，父母除了幫孩子設計專屬的「504 計畫」，還要盡量減少生活中的不利因素，以及多多指導做事的方法，而不是一味以過高的標準要求孩子。另外，父母的目標也不僅僅是要讓孩子聽話，更是要培養各種生活的技巧，讓他們負起該負的責任，要做到這點，家長就得做出調整和改變，並且提供給孩子需要的協助。

孩子有部分的執行功能技巧比較弱，或是尚在發展中。想要營造出適合他們的環境，有兩個方法：

一、修正對孩子的期待

面對一項任務，與其全部讓孩子處理，不如切割成一塊一塊的小任務，讓他們按部就班，慢慢完成。舉例來說，要是孩子做不到上學前整理床鋪的要求，至少讓他們離開前鋪好棉被，把枕頭放回該在的位置。這樣一來，孩子還是可以養成留一些時間做事的習慣，也會比較適應聽從指令和整理東西。

二、營造適宜的環境

孩子還小時，父母通常會將櫃子加上安全鎖，替牆角安上軟墊，確保孩子四下探索時不會誤拿危險物品，或是誤傷自己。對過動症的孩子而言，周遭的環境有許多挑戰和分心的事物。有些家長會認為，應該要一勞永逸，把這些分心的事物通通除掉，但孩子可能會覺得此舉侵犯了他們的私人領域和物品，剝奪了他們享受自主的權利。所以，我建議父母應事先詢問孩子的意見，並討論如何才能營造出能夠好好做事的環境。舉例來說，家長或許可以去找三折的海報板，擺在孩子的書桌旁邊，或是任何他會做事的地方，將分心的事物擋住，但又不至於侵犯到孩子的空間。

話說回來，孩子的責任是什麼？

這章一開始便提到，如果親子雙方都清楚期待和目標為何，比較容易知道哪些地方還有待改進。所以，父母列出孩子應該承擔的責任後，除了要確保他真的記在心裡，也要告知孩子，自己並不是想給他添加負擔，只是希望講清楚規則，這樣雙方才不會有所誤解。另外，不必一次列出所有的目標，這樣只會讓孩子吃不消，先從基本的要求開始就好，其中可以納入幾項他們能力已然可及的要求，再加上一兩項需要更多付出才能達成的目標。如果提到孩子從未遇過的要求，務必要解釋清楚其內涵，看看他是否會覺得有困難，若是有的話又該如何解決。最後，孩子年紀如果不夠大，也可以考慮將目標分成不同的步驟，讓他依序完成。舉例來說，對年紀還小的孩子，早晚可以各設計一份核對表：

早晨的核對表：

- 吃早餐。
- 刷牙或用牙線潔牙。
- 洗臉。
- 梳頭。
- 自己穿衣。
- 整理床鋪。

父母可以請孩子畫畫圖、貼貼紙，美化一下這張表格。如果孩子還不會識字，也可以用圖片示意，或是直接拍下孩子做某項任務的樣子，印出來貼在相對應的項目上。這張表格護貝一下，就可以直接交給孩子，讓他自行檢查自己有沒有完成每項任務。

對年紀大一點的孩子或青少年，這張表格或許不必含括那麼多細節，但需要完成的任務可以多一些：

每日要完成的任務：

- 回家後，記得將外套掛到衣櫃裡。
- 用餐完畢後，記得幫忙把盤子收走。
- 出門去學校前，記得把髒衣服丟到籃子裡。
- 記得調早上的鬧鐘。
- 浴室使用完畢記得整理。

每一項任務都要盡可能詳細、具體可行，而且最好避免針對特定行為（例如不要打架，或是不要說髒話）。如果有時間上的需求，除了記得要在敘述中說清楚，也要提供適合的工具，讓孩子能掌握時間。舉例來說，如果有項任務是：「早上八點十五分以前要穿好衣服」，別忘了給孩子需要的時鐘和計時器。

要記住，養成一個習慣需要好幾個月的時間，在此過程中，父母務必要時時提醒孩子，多多協助和關心。如果孩子遲遲沒有進步，可以詢問看看如何讓事情對他來說容易一點。或許他要記得設好鬧鐘，或許父母可以稍稍提醒他。別忘了溝通和「協同問題解決」的技巧！又說不定應該要給孩子獎賞，培養他遵守規定的習慣。不管怎樣，想辦法幫助孩子成功吧！至於孩子如果不聽話、沒有進步該怎麼辦，這個問題稍後會再處理。

談談家事吧！

讓孩子貢獻一己之力，參與做家事的行列，是創造家中秩序和維繫平衡的好做法。不過在我看來，這裡的「家事」所意指的責任和任務，不只是和孩子自己有關，也關乎到整個家庭。舉例來說，孩子有沒有整理房間，只會影響自己，不會影響到其他兄弟姊妹。真正的家事應該要像丟垃圾、幫忙擺碗筷，或者是幫忙將洗碗機裡的碗拿出來等等。然而，家長常會因為孩子不聽話，或是家中氣氛凝重，就打消要他做家事的念頭。有些人更為誇張，就連去廚房拿瓶番茄醬過來，或是大採購後幫忙卸載車上的商品，這種小忙也不願請孩子幫忙。

哪些家事應該交給孩子承擔，通常是家長的決定。這些決定與他們的價值觀、經濟情況、需求和擁有多少空閒時間息息相關。不過，我認為至少要給孩子一個適合他年齡，又和整個家庭有關的家事做。這樣一來，孩子除了能有所貢獻，也會知道家庭的維繫，自己也有一份責任，而家長也能藉此培養孩子規劃時間、自我控管和合作的能力。

另外，每年還可以加入一、兩次的「大掃除」，請孩子走一遭玩具間或車庫，整理自己的所有物，將不需要的東西丟掉或是捐出去。大掃除不僅能讓家中環境煥然一新，孩子也可看看自己成長了多少，看看有多少衣服穿不下，多少玩具不會再玩了。確切的時間可以是孩子生日、換季時節，或是大節日前後幾天。

說到孩子的房間……

雜亂無章的房間，常是親子開戰的一大因素。一旦孩子進入青春期，更是容易戰火頻頻，父母應該跟孩子取得共識，哪些事情是必須做到，哪些則是做到會加分。過動症的孩子因為組織能力不佳，時間控管不好，常會讓房間亂到不像話，有時甚至需要大費周章才能恢復原狀。要是父母發現孩子的房間已經亂到他找不到東西、做不了作業，朋友也沒辦法來拜訪，那麼或許應該明確地要求孩子整理。「一週打掃一次房間」是不錯的做法，例如：「每週日晚上七點前，房間必須乾淨整齊」。當然，「乾淨整齊」是什麼意思，雙方必須定義清楚，並且取得共識。至於飲料和食物，父母要訂下規則，如果孩子不會收拾，就避免在房間吃東西。洗衣服的話，父母可以告訴孩子，如果有衣服要洗，就得在規定的時間前放到洗衣籃裡，否則不會有人幫忙洗。如此一來，父母不必動手動口，就能讓孩子學到重要的一課。

不過話說回來，其實孩子小時候，就已經有能力學怎麼洗衣服了，如果父母願意從旁協助，更是會輕鬆許多。所以，孩子放假、比較有空的時候，父母不妨考慮讓他們接下洗衣服的責任，除了為未來離家上大學做準備，也讓爸媽享受應得的休息。

獎勵孩子，提高動機與責任

前一章說過，如果一項任務清楚容易，孩子有辦法「回應」，父母就能藉由獎勵來加強孩子聽話的動機，讓孩子變得更為積極表現。因此，要是孩子進行某些任務時老是遇到困難，家長可以考慮挑其中一、兩項任務來給予獎勵，幫助他們養成積極的態度。許多人會採取集點表或是類似的策略，想要激勵孩子，但最後卻發現不如想像中好用。這多半是因為設計過於複雜，需要完成的事太多，導致孩子難以達成。

所以，有時與其自己東想西想，不如直接跟他討論看看他什麼時候能得到獎勵、想要得到什麼獎勵。除此之外，請孩子定時跟父母報告進度，除了方便追蹤，也可以即時給予他應得的獎勵。最後，不管採取了什麼獎勵策略，永遠別忘了父母的「稱讚」會讓孩子更願意聽話。金鑰 3 所提過稱讚的三大步驟你還沒忘記吧？

該如何獎勵孩子？

方法越簡單越好！

孩子必須清楚知道爸媽的期待，以及達成目標能得到什麼獎勵。記住，任務完成才有獎勵，只是有所進展是不行的。盡量幫孩子快速進入狀況，取得成功。必要時可以稍加提點，但要適可而止，以免孩子過於依賴別人。

如果想用集點制來激勵孩子，但不曉得怎麼記錄，貼紙、彈珠、硬幣，甚至是手機應用程式，其實都是不錯的記錄方式。想要更進一步的話，還可以用獎勵物品的照片來提醒孩子，甚至可以根據孩子的進展，在照片周遭依序貼上貼紙，一旦貼紙圍繞了整張照片，就表示孩子能夠得到獎勵了。當然，給予孩子「點數」時，別忘了讚美和鼓勵。父母的笑容和話語，對孩子可說是意義重大。

還有，孩子賺到的點數，絕對不能扣除，因為都是努力付出得來的獎賞。不過，要是表現特別好，或是效率特別好，不妨考慮給一些額外的點數以茲鼓勵。

最後一點建議：永遠要謹慎小心為上策！不用將孩子的獎勵策略告訴外人，因為很可能會帶來尷尬的後果，並導致孩子不願意配合。

簡短且即時的獎勵措施

孩子還小時，要是帶他去購物或是從事其他活動，常常最後會把父母弄得筋疲力竭、痛苦萬分。這時，簡短且即時的獎勵措施，或許是爸媽可以考慮的方案。舉例來說，進去大賣場前，先決定有哪些行為是值得表揚的，像是不要亂跑、不要抱怨、不要吵著要買某樣東西等。如果孩子十分鐘內都有乖乖做到這些行為，就能得到五個點數。要是集滿了一定的點數，就能跟爸媽換取獎賞。不過，要是購物結束後，孩子還沒有集到規定的點數，已經到手的也不會跑掉，下次還可以繼續用。當然，最好還是盡量讓孩子去一趟，就能賺到足夠的點數去領取獎勵。這樣一來，他才會有所期待，也才會專心於目標，不讓行為失控。

進步是急不得的！

千萬要記得，年齡只是一個數字而已，並不是到了幾歲就必然做得到什麼事。唯有長期的培育和協助，才能讓孩子有顯著的進步。許多時候，孩子會需要爸媽在旁坐鎮，才能好好專心在要完成的任務上。遇到這種情況，父母要保持耐心和冷靜。不然，逼孩子逼得太緊，容易增加他們的壓力，最後反而變得難以控制自己的情緒。舉例來說，像是「房間亂七八糟」這種事，其實沒必要搞到雙方吵架，將家中氣氛弄得那麼僵，真的不值得。如果家長願意調整自己的期待，說不定孩子能做得更好。

有必要成為「完美父母」嗎？

有些家長太想變成充滿關愛的完美父母，幾乎到了有點過火的程度。他們試圖滿足每個人的需求，有求必應，很少對孩子說「不」，甚至連自己的想法也常常棄之不顧。聽起來似曾相識嗎？如果是的話，請思考一下，這樣的行為會傳遞出什麼訊息？的確，這樣很貼心，但一方面卻也會讓孩子覺得自己能力不夠好、不必負責任，甚至誤以為自己的需求比父母還重要。這絕不是好的現象，父母應該是要幫助孩子變成能幹、成熟且獨立的大人，並且要互相尊重。

因此，偶爾緩下腳步，思考看看現狀，是非常重要的事。多給孩子揮灑的空間，也多給自己一些喘息的空間。如果發現人生已經忙到塞不下其他事，最好放下一些手頭上的事情，看看人生中其他重要的事，或是調整自身的期待，不必總想著把每一件事情都做到完美無瑕、無懈可擊。

重要概念

- 盡量讓標準一致——自己的孩子就要好好教養！
- 如果孩子要能負起責任，必須先能夠回應。
- 給予獎勵時，方式越簡單明瞭越好！
- 父母要跟孩子講清楚，哪些是「權利」，哪些又是「特權」。
- 不要想變成「超人父母」。

回家作業

1. 決定哪些規則是不能退讓的，並且跟孩子清楚說明，具體陳述。
2. 與孩子一起設計專屬他的「激勵清單」。可以的話，不妨多多聽取孩子的聲音，確保清單上的內容真的有效。
3. 跟孩子討論一下，有哪些事情應該是他的責任，並給予適當的工具，協助他完成任務。如果孩子還是顯得力有未逮，父母也可以詢問看看能怎麼幫助他。
4. 思索一下，如果要你沒收孩子的東西以示懲罰，你願意做到什麼程度？依此設計一張「沒收清單」，供必要時參考，但要記得這項懲罰背後隱含的意義和可能帶來的後果。

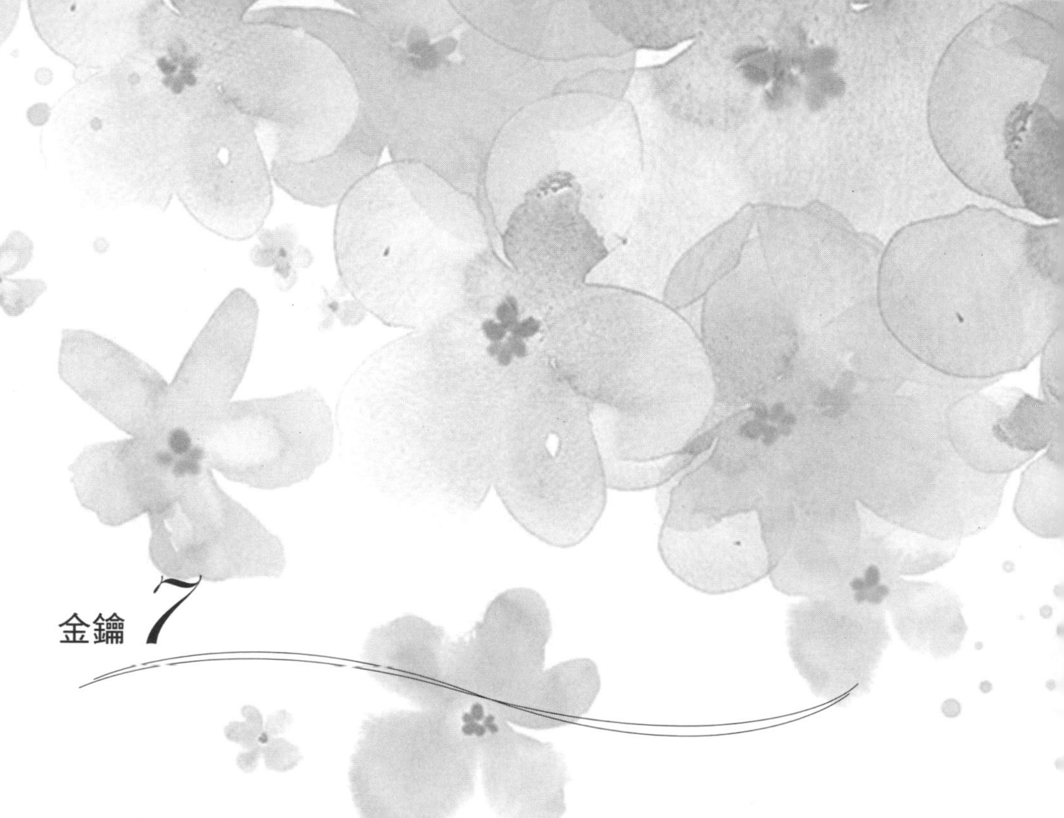

金鑰 7

後果要有意義，要能創造價值、帶來影響

「一個人的行為所帶來之後果，會決定該行為是否再次出現。」

——著名心理學家史金納（B. F. Skinner）

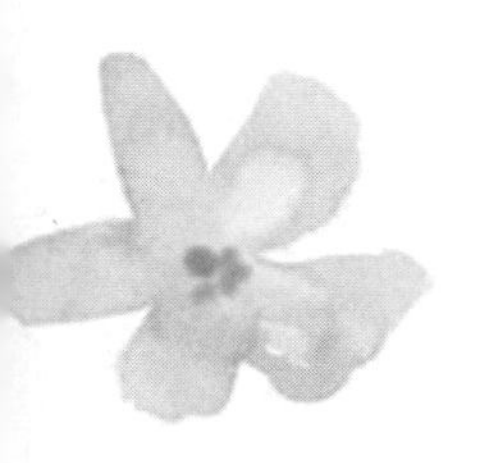

現在，我們即將進入最困難的環節，也就是「如何處理孩子的問題行為」。截至目前為止，我們的重點除了放在如何與孩子建立良好關係，還有就是如何將父母的期待傳達給孩子，助其成為負責任、有禮貌、自信、成功、獨立且有抗壓性的大人。許多找我諮商的家長常常開門見山就想知道，有什麼獎懲方式能讓孩子好好合作、乖乖聽話，但讀到現在，你應該或多或少知道，想解決問題並沒有一蹴可幾的方法。所以，要是你跳過前面幾章，直接來讀這章的話，實在很抱歉，讓你失望了。

有鑑於前面已經探討過神經構造、身處的環境，還有周遭大人與他溝通的方式會如何影響孩子的行為，現在是時候再進一步，加上「後果」一項了（見圖 7.1）。

面對接下來的種種挑戰，我必須提醒你，務必要時時注意自己表現出來的行為和態度。不要忘記目前學到的知識，也不要忘記孩子的想法和觀點。另外，多注意一下自己何時會顯得特別焦慮或挫折，因為一旦父母失

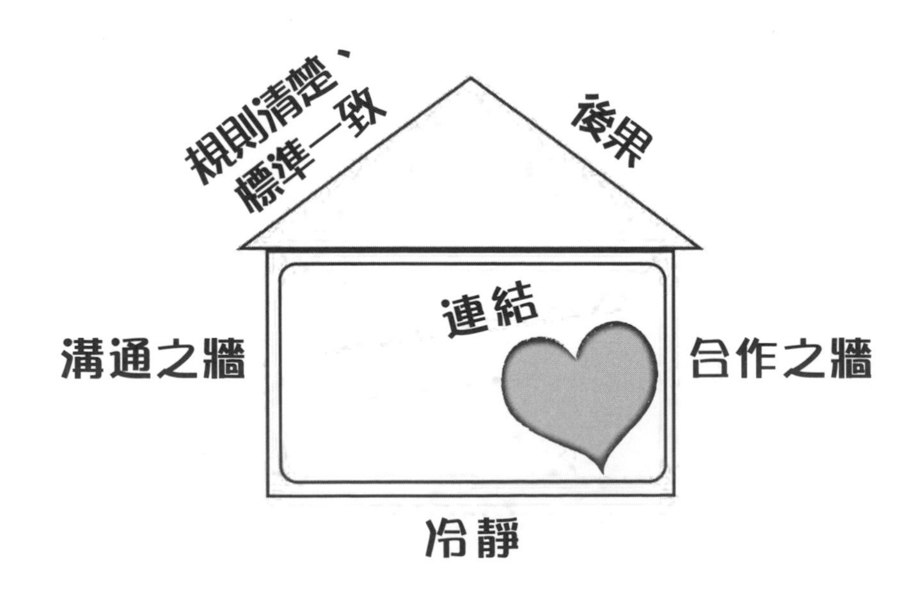

圖 7.1　房子的屋頂——後果

去冷靜，孩子會發現自己有左右父母情緒的能力，之後便很難再次掌控局面。因此，遇到挫折，最好還是暫退一步，重整自己。畢竟，面對各項挑戰時，孩子會迫切需要爸媽提供指導和方向。

為什麼「後果」有其必要？

這個問題看似基本，但要是稍加思索，又好像不如想像中簡單。

關於「每個行為都有其後果」這件事，儘管細究之下，大家可能會有所歧異，但我們多會同意，這是社會能夠穩定運作的原因。舉例來說，如果有人超速、毀壞公物或是傷人，法律會出手懲罰他。或者，如果有人蓄意不繳稅或不申請汽機車牌照，法律也會有所動作。這些後果之所以存在，不僅是為了確保個人權益不受侵害，也是確保人民有為社會做出貢獻。要是沒有這些法律的話，我們的社會可能會變得不穩定，甚至危險。

父母同樣會用「後果」來限制或鼓勵孩子的行為。有些後果的目的在於增強孩子的正向行為，有些則在於減少孩子的負向行為。接下來，我除了會深入探索這些後果對孩子的行為有多大的影響，也會介紹一下有什麼方法能取得更令人滿意的成果。說到這裡，我還發現父母之所以會這麼做，也是為了降低孩子未來失敗的機率。至於詳細究竟是怎麼一回事，且待下一章分解，現在，先從「後果」如何增進孩子的合作意願，又如何減少問題行為開始。

後果從何而來？

在日常生活中，「後果」主要來自五個方面：

一、政府

如前面所述，不論身處哪個國家，都有當地的法律需要遵守。如果孩子違法，雖然考量年齡會從寬量刑，但依然要為自己的行為負起責任。因此一般來說，除非有賄賂情事，否則即便父母認為不妥，孩子依然要受到公權力懲罰，承擔行為的後果。

二、社會／同儕

隨著孩子長大，父母漸漸無法避免孩子接觸真實的社會，也難以掌控他的交友情形。不論是學校、校內外活動、出遊、遊樂場，孩子與他人相處的方式將決定社會和同儕如何對待他。父母當然能設法讓環境對孩子更友善，但最終如何，還是取決於孩子的表現。

三、生理健康

不論一個人是貼心善良，還是聰明又事業有成，只要不妥善照顧身體，就得承受一定的後果。舉例來說，暴飲暴食會使體重過重，缺乏運動會使身體變差，健康亮起紅燈。除此之外，在孩子還沒培養刷牙洗臉、清潔身體的習慣前，他們的個人衛生也常令父母擔憂不已。如果不加以改善，孩子必然會付出代價。

四、學校

孩子在學校的表現，除了影響成績，也會影響他是否能得到更多機會，年級越大越是如此。如前面所述，家長的影響力通常無法觸及學校，自然也就沒辦法針對孩子的功課表現或行為舉止，做出相應的獎懲。不過，學校就像政府機關一樣，有自己的一套獎懲規則，所以這點大可不必擔心，交給他們處理就好了。

五、家庭

終於進入正題了！在家庭中，除非孩子做了違法的事，必須交由公權力處理，不然家長通常可以自行決定該如何獎懲。如果孩子達到要求，家長可以決定如何獎勵；如果孩子沒有達到要求，家長也可以決定該如何懲罰。不過，祭出獎懲是一回事，如何落實這些獎懲，並真正達到預期效果，那又是另一回事了。

總而言之，若是來自前三項的後果，家長能夠掌控的通常不多。不過，也不必太過擔心，孩子本來就得為自己的行為負責，再正常不過了。但話說回來，雖說爸媽有時的確能幫孩子轉學，看新環境會不會更適合他，但務必記得，只要是在學校，父母的影響力必然有限。因此，為人父母應著重在家庭中發揮影響力，給予「適當的後果」來幫助孩子。

不論後果從何而來，只要符合以下條件都有其作用：

- 提供足夠的動機，避免不受歡迎的行為發生。
- 提供足夠的動機，鼓勵正向的行為發生。
- 中止不希望出現的行為。

家長施加的後果，能有什麼效果？

如果一般生活中的後果，不足以讓孩子修正問題行為，父母常選擇插手介入，給予孩子其他的後果。這些由父母施加的後果，多能帶來以下效果：

- 幫助孩子學習如何延遲享樂，等待更有價值的回報。
- 幫助孩子了解，有時為了其他需求，必須先處理枯燥乏味的任務。
- 幫助孩子學習如何重視他人的想法和需求。

舉例來說，即便父母已經跟孩子講了上百次，要先將書包放回房間，才能去吃點心，但每次放學回家，他還是書包隨手往地上一丟，就逕自去冰箱搜刮點心。這時，父母就需要稍加管教，讓孩子知道延遲享樂有其必要，要學會先解決無聊的任務，以及重視他人的需求。畢竟，要是孩子壓根兒不在意書包丟在地上會髒掉，再加上沒有外力介入管教，短期內他的行為是不會自己有所改變的。因此，給予孩子其他的動機，可說是相當重要。

面對行為帶來的後果，孩子何時才會認真看待？

這樣看來，孩子會不會認真看待自己行為所帶來的後果，很大程度取決於他有沒有足夠的「動機」。所以，一般來說，孩子什麼時候才會有足夠的動機呢？

- 當他可以「預期」自己的行為，會有什麼影響時。
- 當行為所帶來的後果是他所「在意」的事情時。
- 當他處於「能夠回應」的狀態時。

不過，要注意的是，我們都知道「孩子如果有能力，就會做得好」。因此，孩子若沒有相對應的能力和工具，即便動機十足，也沒辦法做出改變。

懲罰？管教？

父母為什麼有必要施加後果？什麼時候要這麼做？該怎麼做？這些都是很重要的問題，但在深入探討之前，或許應該稍微討論一下，我們平常所使用的語言。

- 首先是「懲罰」。一般來說，懲罰一詞的定義是「違反某事所導致的後果」。換句話說，懲罰就是因為做出了不當行為，所招致的痛苦或損失，而且通常還會順帶加強施予者的權威。在家庭中，家長常會因為太過挫折或情緒崩潰，而不加思索地懲罰孩子。你是否也曾因為孩子的問題行為而大發雷霆，說出相當過分的話，或是撂下不大可能實現的狠話？這些言論會逐漸破壞親子間的關係，讓孩子失去對父母的信任，有時甚至還會引來更激烈的反抗。不過，這並不是說懲罰一無是處。重點在於，如果父母沒有想清楚就祭出懲罰，這樣只會帶來更加糟糕的結果。

- 另一方面則是「管教」。管教一詞指的是「訓練人們去遵守規則，以及遵循一套行為標準」。換言之，管教是基於事前訂下的規則和目標，而且是主動進行。其目的在於教育人們要克制自己，並且負起該負的責任。若孩子事先就知道規則，他就會逐漸信賴父母的所言所行。當然，孩子不一定喜歡父母管教，但畢竟他早就知道規則，所以就算感到惱火、挫折，也多是針對自己，而不是爸媽。總之，管教是為了孩子好，不是針對孩子。

有效的「後果」，還有什麼訣竅？

千萬記住，父母的最終目標，是訓練孩子有意識地去預期未來會發生的事、計畫自己的下一步，並將想法付諸實行，最後培養出自我管控的能力，以及建立執行功能的技巧。孩子必須能夠時時停下來思索，做出對未來有利的決定。我在金鑰 1 中，曾引用過巴克禮博士的一段話：「不斷爭辯和反抗之類的行為不是生物本能，也非遺傳影響，而是後天習得……」他又說道：「孩子所學到的是，怎麼利用負面的情緒，迫使他人順從自己的意志——通常是放任他做自己喜歡的事。」有鑑於此，父母必須意志堅定，面對挑戰時，立場絕不能有所動搖。

然而，還是要提醒一下，太過嚴苛的後果，很可能會讓孩子心生怨懟，甚至不理會父母所希望他學到的教訓。真正適宜的後果，不單是要懲罰孩子，還要告訴孩子什麼才是正確的行為，並引導他將該行為內化。

我常說，父母不必太過保護孩子，以免「過度扭曲了世界的真實樣貌」，讓孩子不曉得自己的行為，在真實社會中將帶來什麼後果。因此，比較好的做法是，針對孩子的行為，主動在事前訂定規則、立下目標，並且設下後果，該處罰就處罰，該獎勵就獎勵。

然而，父母應當注意施加這些後果的時機和時間長短。一般來說，後果越「自然」，效果越好。換言之，就是施予懲罰的強度，應與孩子犯錯的程度相當。舉例來說，明明事前就已經說清楚玩球的規則，孩子卻還是一再視規則為無物。此時，把球沒收就是符合邏輯的後果。不過，對於時間概念較薄弱的過動兒來說，後果不僅要合乎邏輯，最好還要來得及時。不論年紀大小，犯錯的後果，都應該盡量與行為發生的時間點接近。孩子對五天後的那場派對期待已久，為了懲罰他，是否該不准他去？不盡然。請記住，嚴重的後果不一定會帶來最大的效果，對孩子當下或接下來的行為越有影響的後果，反而更可能見效。舉個例子，懲罰孩子今晚要早點上床，說不定比取消四天後的出遊，還更能讓孩子學到教訓。

永遠要記得，父母必須抱著「自己的孩子就要好好教養」的心態。就像金鑰 1 一章所提到的，請從孩子「有所缺陷」的角度出發，去理解孩子的處境。他在某些發展上確實會比較遲緩一些，所以不容易乖乖聽話。要是孩子一再衝動行事，即便給予「後果」也沒什麼用處，請別擔心，這可說是過動症孩子的特色。下次，要是孩子在等朋友時，不小心違反規矩在家中拍了球，只要他有立刻警覺到這件事，父母其實可以不必另行懲罰，只要示意自己有注意到就好了。畢竟，孩子若有自己意識到這件事，並且有所反省，就已經是很足夠的教訓了。附帶一提，這就是為什麼我會說「不要『過度』扭曲了世界的真實樣貌」。孩子確實需要面對生活中真實的後果，但在學習和成長的過程中，父母的保護和支持還是有其重要之處。

回顧一下，怎樣才能有效地給予孩子「後果」？

回顧我們一路添瓦補磚建起的房屋（見圖 7.1），每一個環節其實都是為家長鋪路，讓他們能有效地給予後果，幫助孩子學習和成長：

- 父母必須保持「冷靜」，才能周延思考，按照訂好的規則行動、確實給予後果，並朝理想的目標前進。記住，冷靜就是力量！

- 父母必須以愛「連結」，確實同理孩子，接納孩子的優缺點，並以此為基礎，建立良好的親子關係。
- 父母必須擁有良好的「溝通」能力，這樣才能確保孩子有接收到自己的想法和訊息。
- 父母必須善用「協同問題解決」方法，與孩子溝通彼此的想法和觀點。請務必確定自己真的了解孩子的想法，也確定孩子真的知道規則背後的意義。
- 父母訂下的規則和目標必須「清楚一致」。如果某些特定的目標和規則是新鮮出爐，或者總是無法達成，可以考慮用白紙黑字寫下來。
- 父母必須了解孩子目前所具備的能力和技巧，這樣才能訂出適合孩子的目標。換言之，父母需要確定孩子是真的「可以回應」這些要求。

到目前為止的「黑帶特訓」，你的表現非常出色，請務必保持下去！

懲罰的兩三事

金鑰 6 中介紹過，父母該如何鼓勵孩子遵守規則，並促使他肩負起該有的基本責任。答案就是「獎勵」，孩子若是遵守規則、達成要求，就會得到獎勵。不過，這些獎勵有時並不足夠，沒辦法讓孩子乖乖聽話。那麼，這時或許就是「懲罰」出場的時候了。不過，祭出懲罰前，不妨先給孩子一段「訓練期」，或是「寬限期」。舉例來說，父母跟孩子講好，吃完點心一定要把盤子拿出房間，別放著發臭。雙方也都同意，如果孩子不遵守規則，隔天就不能在房間裡吃點心。然而，規則雖然是訂了，第一週實行時，如果孩子真忘了把盤子拿出房間，父母只需要稍加提醒，並警告下週會落實懲罰就足夠了，不必立刻實施。這樣一來，雙方都有時間適應，家長也可以觀察孩子是否能夠「回應」該項要求。記住，家長的任務不僅是讓孩子遵守規則而已，還是要培養其應有的能力。

面對什麼情境，可以祭出懲罰？

為了幫助孩子成長及學習，面對以下三種情境時，家長可以考慮祭出懲罰：

一、孩子不尊重家中其他成員和家族價值。

二、孩子不願為家庭做出貢獻。

三、孩子學校活動或課業表現不佳。

讀到這裡，孩子基本上應該要完全清楚父母的規則和期待是什麼了。而父母之間也要彼此深入談過，確保雙方對懲罰的界線有所共識，並且知道努力的方向是什麼。當然，雙方也要講清楚，如果在孩子面前發生意見不合時，該怎麼辦才好。那麼，接下來，我們會依序探討以上三種情境。

一、不尊重家中其他成員和家族價值

人與人之間意見不同，是非常自然的事，但要是不小心說了不該說的話、出現不該出現的肢體語言，或是音量突然失控，情況很可能會變得一發不可收拾。更糟的是，除了伴隨而來的壓力和緊張氣氛，原本就有些情緒的對話，也常會惡化成衝突，變成對人不對事的無理取鬧。

互相尊重的說話方式，有助於加深彼此溝通意願。除了讓人更願意傾聽，也加強回應、妥協和合作的意願。畢竟，我們都知道，沒有冷靜，學習就不會發生，問題也無法解決。另外，千萬別跟孩子說：「別管我怎麼做，照我說的做就對了」，這是行不通的。父母說話的方式，對接下來發生的事當然有很大的影響，小覷不得。不過，雖說如此，許多家長仍常常發現，不論自己多麼冷靜、保持禮貌、體貼，孩子回應時依舊是粗魯無

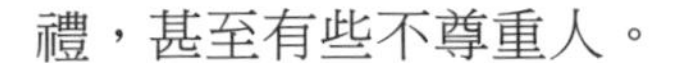
禮，甚至有些不尊重人。

有些家長選擇忽略這樣的行為，並暗自希望孩子會自己幡然悔悟，但多半不太可能。孩子不是誤以為自己的行為是可以接受的，就是認為父母根本管不動他。一旦孩子出現這種的心態，親子的關係便岌岌可危，尤其是隨著孩子越長越大，出現的問題越來越嚴重時更是如此。還記得前面說過，孩子其實只是渴望從父母和家庭中，得到被愛的感覺和安全感嗎？那麼，請一定也要記得，遇到一個比自己還脆弱的人，孩子是不大可能放心地去依賴對方的。

有些家長則覺得自己應該要正面迎戰，不管孩子的態度多糟、音量多大，作為父母一定要加倍還擊。依照正常邏輯，孩子應該會就此學到教訓，知道裝出一副狠樣毫無意義，但即便如此，親子間的關係還是因此受到傷害，溝通管道也會變得不如以往暢通。更何況，許多孩子其實根本不會就此退讓，反而會變本加厲地頂撞回去，致使衝突持續升溫，於事無補。

面對孩子無禮的行為或言語，最有效的處理方式，就是堅決、冷靜、恰到好處地拋出事先想好的回覆。務必記住，有時候孩子之所以會這樣說話，只是為了掩飾自己的焦慮、缺乏自信、不安全感，或是意圖掌控局面的渴望。這時，父母千萬別因為不禮貌的態度而有所失焦，而是要設法聽見孩子真正想傳達的訊息。除此之外，父母還要跟孩子說明清楚：

1. 如果想要溝通，就要保持禮貌、尊重人。這是規矩，不能因為心情不佳、感覺不對，或是狀況有所不同，就不去遵守。

2. 除非他修正自己的溝通方式，否則爸媽絕不會考慮調整訂下的目標，也不會改變原來的決定。

時間暫停

有必要的話，家長可以考慮採取「時間暫停」的策略。換句話說，就是除非孩子遵守規則、完成要求，否則父母不會幫他做任何事。

- 這段期間，孩子將失去所有「特權」。
- 這段期間，除非有必要，像是幫助雙方冷靜，或是避免危險發生，否則爸媽不會幫孩子做任何事（包括煮晚餐、開車載他，或是協助寫作業等）。

父母要向孩子具體說明，怎樣的行為會招致「時間暫停」的後果。要是他不遵守規則，就必須自行承擔後果。

此外，如果想要教導孩子如何妥善處理這樣的情況，家長可以等情況緩和一些，再依照下面的順序跟孩子對話：

- 回顧孩子當下說了什麼話、做了什麼事。
- 猜測孩子行為背後所隱含的訊息和情緒。請記住，這時還不需決定是否要接受孩子的要求，也不必提供解決方案。如果只是為孩子示範一下該如何適當地表達自己的想法，那倒沒關係。
- 給孩子一次重新來過的機會。這次，請他放低音量，有問題好好問，不要用命令式的口吻講話，然後最好先將該完成的任務解決。有時候，只需要請孩子冷靜下來，注意一下自己的行為舉止，他就能發現不妥之處，並及時修正。
- 等孩子確實修正其行為和說話方式，父母便可以回應他的問題、處理他的情緒，並且提供適當的建議。

範例：

1.「關於去派對要著裝打扮這件事，你好像很不開心。是不是爸媽買的衣服你不喜歡？還是這些衣服穿起來不好看？我不是很清楚。但你可以好好跟我說，我們一起想想看該怎麼辦。」

2.「剛剛我們給你的食物，你推開就算了，還把桌子弄得一團亂。我想你大概不喜歡吃這些東西，但這麼做，對事情沒有幫助。」

3.「剛才姊姊不願意轉臺，你就對她大吼大叫，我知道你有自己想看的頻道，但這不是解決問題的方法。」

語氣務必要冷靜且堅定。孩子或許需要一點時間冷靜下來，收拾焦躁的情緒，才能重新來過一次。因此，父母可以提議雙方都冷卻一下，順便讓緊繃的氛圍消散。記住，跟孩子對話時，不要太著重於孩子當下的情緒，免得讓他合理化自己的不當舉止，或是將責任歸咎於其他外在因素。請一定告訴孩子，錯了就是錯了，不要隨意怪罪他人或四處找藉口。

不過，有時候情緒上來，就連父母也不容易冷靜下來，好好思考該說和該做些什麼。要注意的是，不要盲目地陷入像「球棒之爭」那樣的權力拉鋸。可以的話，不妨直說自己需要冷靜一下，才能決定該如何回應。

- 「你現在就需要答案，不代表我無權思考一下如何回答。」
- 「不是你這樣大吵大鬧，我就非順你的心意不可。」
- 「我說『不行』的時候，你那個反應，我認為不是很恰當。」

說完後，父母便可以暫時離開現場，但別忘了要讓孩子知道你等等會帶著答案回來。

然而，若家長預期孩子會跟上來，請事前訂個適當的時間，跟孩子說明清楚自己暫時走開的原因，以及自己所期待的結果。假設孩子依然故我，家長也要事先想好懲罰，並適時警告他。多數的情況是，如果父母持續跟孩子待在同一空間，孩子的負向行為只會越演越烈。分開除了讓孩子有機會冷靜，也給他時間好好想一想。但是，假如孩子不願分開、一路追隨，甚至出現激烈、侵略性強的行為，三番兩次警告也沒用，家長或許可以考慮暫時離開屋子。記住，不到最後關頭，不要用上這招。而且一定要事前就有通盤的規劃，舉例來說，家長要是猜到事情會演變至此，最好跟左鄰右舍或是住附近的親戚講好，一旦自己離開家中，對方就暫時來幫忙照顧孩子，等雙方冷靜、情況好轉再行離開。

修復關係、重建互信

具有深厚情感連結的親子關係，必須建立在一致的標準和相互信任的基礎上。如果這個基礎有所動搖，不論是孩子言語不敬，還是行為違反規矩，父母都必須立即察覺，並設法修補。修補的方法有很多種，家長當然可以暫時取消孩子的某個「特權」以示懲罰，但這樣未必能使雙方的關係回歸平衡。有時候，家長可能需要找一些孩子做得來的正向行為，讓他彌補自己的過錯。

舉例來說，姊姊故意弄壞了弟弟辛苦蓋了二十分鐘的積木大樓。由於以前就發生過這種事，她也早就受到警告，家長因此立刻執行懲罰，請姊姊離開遊戲間。這樣的後果確實可能讓姊姊嘗到苦果、印象深刻，但弟弟呢？他費盡千辛萬苦蓋的大樓就這樣毀了。為了公平，家長或許可以從弟弟該做的家事中，切出二十分鐘轉嫁給姊姊。這段時間，弟弟則可以去做自己喜歡的事。

再舉一個例子，要是孩子違反規定，在家玩起了球，甚至不小心打碎了家中的花瓶。除了沒收那顆球外，父母還可以想其他方法來讓他彌補。像是要孩子自行打掃乾淨，或是以適合他年紀的方法協助整理。再不然，也可以請孩子自掏腰包賠償一部分的金錢損失，或是乾脆多做一些家事補償。不管怎樣，負面後果絕非不可用，但要維繫關係的話，也請將正向行為納入考量。家長不妨將適合孩子做的正向行為都寫下來，並與孩子取得共識，如果他犯了錯，導致「時間暫停」，他可以藉由做這些事來抵銷懲罰，或者至少承諾自己會做到這些事，以換取解除該狀態。

如果家長想跟孩子討論他所犯的錯，請盡量著重在行為本身，而非引發行為的情緒。當然，每個人都有自己的情緒，這些情緒確實存在，但負面情緒並不能當作是負面行為的藉口。要是非討論情緒不可，也要記得將重點擺在其他可用以宣洩情緒的策略及工具，讓孩子知道訴諸負面行為並非唯一解方。舉例而言，在前面的例子中，父母可以問姊姊說：「下次如果妳又生弟弟的氣，怎麼做會比較好？」情況允許的話，不妨也帶著弟弟一起想想姊姊怒氣背後的原因。或許她之所以會如此生氣，是因為弟弟不小心拿了她放在一旁的積木去用，而弟弟根本沒有注意到這件事。弄清楚事情的來龍去脈後，下次再遇到這種情況，姊姊就會知道自己其實可以心平氣和地問弟弟為什麼拿走那些積木。

服務小卡

所以說，家長不是每次都得施加負面的後果，有時也能讓孩子用正向行為來彌補過錯。該怎麼做呢？家長可以設計一張清單或是一疊小卡，上面列出適合孩子執行的任務或家事，並大概計算一下每項任務／家事需要多少時間。視孩子的年紀而定，有些任務是十分鐘，有些則拉長至二十分鐘，依此類推。一旦孩子出現問題行為或是不聽話，家長除了可以直接指派任務或家事，也可以隨機讓他從清單或小卡裡抽一項出來執行。

十分鐘任務／家事	二十分鐘任務／家事
擦廚房地板	清理及擦拭冰箱內部
收衣服／洗衣服	摺衣服
整理儲物櫃	包辦其他手足的家事

二、不願為家庭做出貢獻

許多家長會覺得挫折不已，明明自己為孩子做了這麼多事，為何他還是時常出現反抗行為？連父母要他做家事或是幫忙一下（把大採購回家的物品拿下車、從廚房拿一瓶番茄醬），也常得不到回應。

「孩子如果有能力，就會做得好」，這是我一再強調的重點。但有時候，孩子明明就有能力，卻還是做不到要求的事情。這時請別忘了，除了能力足不足夠之外，影響過動兒的因素還有很多。例如：

- 太過於活在當下。
- 難以延遲享樂。
- 難以克制自己，也難以轉移到下一項任務上。

除此之外，問題有時也出在孩子太過於活在當下，以至於無法想像現在的行為，將如何影響到未來的機會和自己與他人的關係。

在金鑰 6 一章中，我提到了要讓孩子承擔一些責任，除了確保他會聽從父母的指示，也是幫助他對家庭做出貢獻。別忘了，為了讓孩子有所期待，也讓自己有所依據，不論父母請孩子做的是他喜歡做的事，還是必須履行的義務，都要盡量將規則說清楚。另外，「請求」孩子幫忙把採購回家的物品拿下車，跟「要求」孩子這麼做，兩者有很大的差異。如果是前者，那麼家長應該要接受孩子有說不的權利，他當下可能正在忙其他事，或是單純一整天下來累壞了。但如果是後者，一般來說就算孩子在忙或是累了，還是堅持請他一定要幫忙。

話又說回來，如果家長的請求遭拒，他當然可以進一步提出要求。但這麼做前，請先想想孩子拒絕的方法是否恰當、理由是否合理。孩子的解釋和回應可能會帶來不同的看法，這時親子或許可以一起合作，找出雙方都能夠接受的解決方法。這麼做的話，孩子便會知道自己是受尊重的。記住，讓孩子聽話不是唯一的目標。如果孩子能夠稍停下來，然後冷靜、有禮貌且思慮周延地拒絕，其實也算是行為上的一大進步了。此時此刻，稱讚孩子的表現，會比要求他一定要幫忙拿東西，來得有幫助許多。

然而，若家長堅持孩子應該遵從自己的要求，請務必在事前就把賞罰規則說明清楚。不過你讀完金鑰 6 時，應該已完成這件事了，這裡就不多加贅述。如前面所言，家長不妨考慮給孩子一段「訓練期」，並且事先想好，不聽話的話將面臨怎樣的後果。這項後果必須具體明確，並且經過討論（可考慮使用「方案 B」的溝通方式，確保孩子的想法獲得傾聽），最後甚至可以將結論做成一張迷你契約。當然，有些家長聽到要跟孩子「簽契約」，不免有些感冒，但這樣做可以避免許多無謂的爭端，為家中帶來更多好處，長遠看來，是有其價值的。另外，要做這份契約，其實主要也是為了確認家庭成員對於規則、責任、特權和後果都相當清楚，沒有任何誤解。只要先行處理這些有疑慮的部分，就能大大降低溝通不良、標準前後不一，以及濫用懲罰的情形。最後，做出的契約要能服人，記得先跟另一半（或是主要照顧孩子的家屬）及孩子本人深入討論、取得共識。大功告成後，大家都要簽名以示負責。

契約範本

每週一和週四傍晚五點半前，__________ 必須負責將家中的垃圾拿出去倒。如果當天晚歸，則必須於進門後三十分鐘內完成任務。

- 特權：如果 __________ 不需爸媽提醒，就記得將垃圾拿出去倒，即可獲得 10 元的獎勵。
- 後果：若違反本契約，則不准玩電腦、滑手機、打電話、聽音樂、出去玩，點心也暫停供應。而且房門必須開著，完成任務後才能關起來。

沒人喜歡當喋喋不休的老媽子，所以能讓規則說話，就讓規則說話。一旦遇到違規情事，依規則行事即可，不必多言。請記得，就算孩子大發脾氣、悶悶不樂，或是鬱鬱寡歡，也不要因此有所動搖。只要家長的要求合情合理，孩子其實會慢慢學會處理自己的感受和管理情緒。當然，有些孩子會挑戰父母，脾氣倔強固執的孩子更是如此。他們會試著說服父母自己犯的錯沒什麼，或者是懲罰不合理等等，但請相信自己，堅守立場。唯有如此，改變才會降臨。

如果事情不盡如人意……

有時候，儘管家長和孩子都付出許多心力，成效卻還是不彰。然而，真正的改變需要時間，有人說要嘗試三十到四十次，或是持續努力至少二到四個月。無論如何，請保持耐心，並謹記以下原則：

- 保持冷靜，並時時停下來好好思考。
- 確保孩子聽見且完全理解自己所說的話。
- 如果孩子說話不禮貌，就採取「不爭論、不協商、不回應」的策略。
- 孩子若試圖爭論，家長只需複述規則和後果即可，不必多言，或表現出太多情緒。
- 提醒孩子他有選擇的權利，並確保他了解自己做了怎樣的選擇。
- 有時孩子需要稍微冷靜一下，才有辦法繼續前進。
- 就算是要改變原本的計畫，家長也必須要做好隨時開車調頭回家，或是離開現場的心理準備。
- 保持冷靜。因為很重要，所以我又再次強調。
- 孩子的行為未必是針對父母，不要往自己心裡去。

除此之外，如果親子間發生衝突，請不要太過執著於區分誰對誰錯。就讓事情過去吧！原諒孩子，重新建立彼此的連結。可以的話，給孩子一個擁抱，或是說些安慰的話。這是同理的時刻，不是說教的時刻。他們也不希望發生這些衝突，誰希望呢？別只看到孩子難搞的行為，卻忽略了他們質樸善良的天性。想像一下，孩子面對情緒失控時，心中會有什麼負面的想法及感受。憤怒？焦慮？孤單？不被接納？尷尬？丟臉？害怕？或許，父母可以放下自己的成見，暫時停止投射自己的期待在孩子身上，而是承認事實：孩子是需要幫助的。記住，父母回應的方式，會影響衝突是激化還是降溫。而激化會發生什麼樣的事，大家都再清楚不過，無須多談。重點在於，除非孩子處於冷靜的情況和心情，否則很難學習、成長，也不會有正面的進展。

三、學校活動或課業表現不佳

面對孩子逃避、不積極的態度，或是草率完成的作品，師長不免會有「這孩子肯定是缺乏動機」的想法。然而，孩子其實不是缺乏動機，只是方向或許有些偏差。舉例而言，他們可能會將動機用於反抗、逃避，或是試圖保有一些人生的掌控權，而不是其他較為正面的事情。但請記得，這些孩子並非無助的受害者，他們只是缺乏相對應的技能，或是無法有效處理大小問題而已。

接下來我會說明，當孩子在學校活動或課業上的表現不如預期或不盡理想時，父母可以做些什麼事情。但在此之前，讓我們來想像一下孩子平常在學校的感受如何。對某些孩子來說，他們一整天都會直接或間接地接收到這樣的訊息：

- 乖乖坐好！
- 照我說的去做！
- 多讀一下書。
- 無聊嗎？自己想辦法。
- 認真一點！
- 多為別人想想。
- 專心！別一下子就分神了。
- 快一點！

而以下則是他們腦中所需要應付的狀況：

- 工作記憶不佳。
- 訊息處理速度較慢。

- 創意的能量無處傾洩。
- 時間、資源或機會都有限，無法自在地探索興趣。
- 時間或社交技巧不足，難以與人來往。
- 滿腔精力無處宣洩。
- 感到無聊時，神經傳導物質便會變得較不活躍。
- 執行功能技巧遲緩、不足。

幾年前，曾有一位母親來找我諮商，還給我看了她兒子在七年級數學筆記本上的塗鴉。筆記本上，除了孩子的筆記和數學算式，還有一幅畫。對我而言，那幅畫想表達的訊息再清楚不過。他畫了一個名為「正常人」的大漏斗，以及一個名為「過動症」的小漏斗。在這些漏斗旁，他又畫了一位老師和一位小男孩（顯然是他自己），老師的口中念念有詞，說了一大堆英文字母。這些英文字母有的掉進他頭上的小漏斗裡，有的則落到了外頭。他在旁邊寫道：「學校 × 透了，有些人就是不適合這裡。」足見，孩子雖然資質不比同學駑鈍，但依舊痛苦地意識到自己難以跟上同學的進度。

該怎麼說呢？有時候，孩子就算只是做到到校上課，都值得讚揚！

家長該不該介入孩子的求學過程？

言歸正傳，當事情牽扯到學校時，家長該做些什麼呢？許多家長常常不太清楚，到底何時該放手，何時又該堅守標準，或是加強參與及介入。針對這個問題，其實可以從兩個角度切入：學業（孩子是否理解教材？）和執行功能技巧（時間管理、組織能力、注意力控管、努力程度、訊息處理速度，以及情緒控管），而對過動症孩子來說，後者往往是最為迫切需要處理的問題。

首先，如果困擾孩子的是教材內容，那麼父母應設法排除所有學習障礙（過動症孩子常會有學習障礙的情況）。也許家長可以提供額外的課業輔導，或請學校老師額外加強指導。

如果孩子因為執行功能發展不足，難以控管自己的情緒和專注程度，需要父母協助完成功課的話，最好讓老師知道要協助到什麼程度。如此一來，他才能準確且務實地評估孩子的程度。別忘了，家長的目標是要幫孩子發展出應有的技巧和能力，而不是養成他依賴的壞習慣。因此，家長與老師務必要保持聯繫，時時更新動態。不過遺憾的是，總會有些老師不清楚過動症對孩子的影響，也不了解執行功能發展遲緩會衝擊到學習和其他方面的表現，反倒認為家長「協助」得太多了。若遇到這樣的情況，我強烈建議要和老師好好溝通，並提供正確的資訊供其參考，舉例來說，不妨請老師讀讀這本書的部分內容，或是看看我個人網站上的文章（詳見書末「參考資源」）。有必要的話，甚至可以請求校長或特教單位的協助。畢竟，對教育從業人員來說，了解過動症和執行功能技巧是有其必要的。本書附錄三收錄一系列學校可以提供之調整（accommodation）和修正（modification）輔導，不妨參考。

那麼，除了課業上的輔導和協助之外，父母該介入多深，其實很大程度取決於孩子本身和親子間的關係。想想看，爸媽伸出援手、指引方向時，孩子是覺得有所助益，還是滿心厭煩，一點也不想受到那麼多嘮叨、干涉或控制？即便是前者，家長還是要小心謹慎，不宜做得太過。舉例來說，家長有時會擔心孩子因作業遲交或錯誤過多而被扣分，不免插手幫忙太多，連孩子應當獨力完成的作業都一手包辦，超出老師的預期。或者，家長還可能採取「團隊模式」，跟孩子組隊完成報告。我還真的常聽到有父母抱怨說「他們」有一堆作業要完成，或者是「他們」得做完報告才行。

家長必須找出「協助」和「幫倒忙」間的中介點，並且取得「務實期待」和「必要修正」的平衡。在我看來，幫倒忙的定義就是「任何延遲或是妨礙孩子體會其行為後果的舉動，且持續好一段時間」。孩子只有體會過其行為所帶來的影響，才能真正理解箇中滋味。或許，這時他才會學著去承擔責任，或是認真合作，設法做出改變。

總而言之，跟孩子和學校老師合作，並確定自己在教育過程中該扮演哪種角色，除了確保彼此站在同一條陣線上，也提供重要的支持力量。如果需要的話，也可以請益其他學校的師長，得到更多不同的建議。

然而，對某些家長來說，真正的兩難是：「要是我什麼都不管……他有可能會失敗啊！」要解決這個問題，並無易方，我們在下一章會有更深入的解析。

在學業表現上施加「後果」

若是父母一再提供協助，堅持要幫忙，但孩子依舊不願接受，那麼這時就要考慮是否該動用「後果」，一方面是幫忙評估他們的表現，另一方面也協助完成功課。

前面提過，父母所施加的後果可以幫助孩子學會：

- 如何延遲享樂，等待更有價值的回報。
- 有時為了其他需求，必須先處理枯燥乏味的任務。
- 如何重視他人的想法和需求。

然而，對於適應力不足、難以容忍挫折和力求獨立自主的孩子而言，父母施加的後果可能會帶來以下結果：

- 造成孩子不願回應。(還記得壓力會帶來的影響吧？)
- 增加孩子的焦慮程度及羞愧感。
- 侵蝕孩子的自信心。
- 破壞孩子的信任感，還有與他人的連結。
- 造成孩子寧可反抗，也不願學習如何變得更好。

一旦孩子認定自己所承擔的責任過於無理，他常會連帶認為加諸這些責任的人不公平，只會處處針對他。如果當這個人是他深愛、信任且亟欲討好的父母時，孩子的內心就會起衝突。理智上，他會覺得應該要聽命行事；情緒上，他卻又百般抗拒。他或許會講出一番大道理，說服自己有多想做這件事，而且自己絕對做得到，也一定會做到，因為他知道這是正確且該說的話。但內心深處，他深知自己力有未逮。這時，就是「蠻幹」和「我無所不能」的想法現身之際了。孩子會告訴自己：「我一定可以完成這件事，而且不需要幫忙，我自己就應付得來。」要是他其實做不到呢？如前所述，他就會出現反擊行為，不知道該如何是好，甚至會想一逃了之。

「你不要管這麼多啦！」

你是否常聽到孩子這麼說呢？如果答案是肯定的，請稍退一步，想想看有什麼地方需要改變或調整。沒錯，看著聰明能幹的孩子表現不如預期，確實相當令人難受，但單純施加額外的壓力和後果，其實除了讓親子在情感上漸行漸遠，還會造成孩子的反抗日趨激烈，反而沒辦法幫助他改變行為，達到預期的表現。或許，孩子真正需要的是不同的課程；或許，孩子需要有人從旁鼓勵，讓他對自己的能力更具信心；也或許，孩子需要有人來安撫他焦躁的情緒、舒緩他沮喪的心情，才能好好面對眼前的挑戰。

然而，有些孩子就是不願接受父母的幫忙。更準確來說，這些孩子做功課時，就是不希望爸媽靠近半步！有些孩子生性固執，因此這種抗拒行為出現的時間點，有時會太早。但其實隨著孩子年紀增長、進入青春期，即便能力可能趕不上長大的速度，還是會傾向獨立自主，這是相當正常、健康的成長過程。不過，如果孩子只是一味地想取得掌控權，拒援手於千里之外，那麼就算父母如何施加「後果」，也只是治標不治本，甚至無法促進孩子成長、邁向獨立。

所以說，要是孩子一再抗拒，家長該怎麼協助他成功呢？有什麼「後果」才是有用的？且待下章分解。

重要概念

- 沒錯，懲罰會中止負面行為，但要鼓勵孩子做出正向行為，獎勵是最好的方法。
- 父母無法控制孩子的行為，但可以釋出訊息，讓孩子知道父母的期待和容忍範圍。
- 外面的世界給了孩子太多負面的訊息，所以不妨多給孩子一些機會和讚美。
- 凡事都要事先規劃，並且找出可能造成麻煩之處。
- 要溝通，不要衝突。
- 請以行動代替喋喋不休！孩子需要清楚明瞭的選項，而不是說教個不停的父母。
- 別太過扭曲真實世界的樣貌。
- 孩子的行為並非總是針對父母，心理素質請強悍一些。
- 要求孩子做出正向行為，會比剝奪他某項東西或權利來得有用。
- 回顧孩子當下說的話和做的事，猜測背後隱含的情緒，給他一次重來的機會，若孩子修正了行為和說話方式，再回應他的問題。
- 隨時做好暫時離開現場的心理準備。
- 一旦事態平息，就別再說教個沒完，當務之急是要重新與孩子建立連結。

回家作業

1. 孩子是否常不遵守規則？請選出一、兩件他常違反的規則，並告知孩子自己的期待，給他一週的「改善期」。一週過後，如果再犯，就祭出懲罰。需要的話，不妨設計一份契約讓孩子簽名。

2. 設計一份家務清單，其中除了家事、孩子能力範圍內的任務，還可以再依「進行時間」細分，有很快就能解決的事情，也有要花較多時間才處理得了的任務。要是孩子出言不遜，或是一再違反規則，就祭出這張清單。
3. 具體寫下「時間暫停」期間的規則。
4. 如果每次家長離開現場時，孩子都緊追不捨，請跟他說明你這麼做的用意。若情況依舊不見起色，可以另行訂立會帶來的後果或是嘗試其他方法。

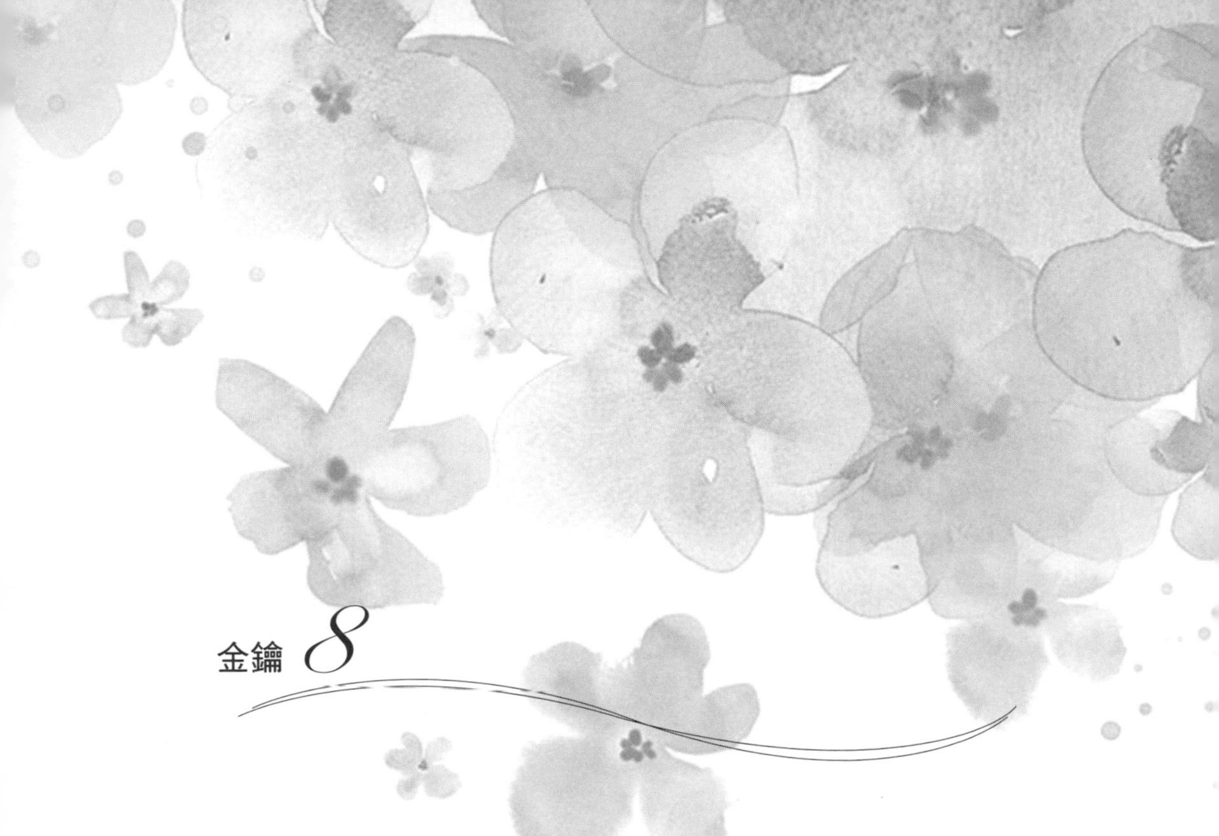

金鑰 8

爸媽的選擇／孩子的選擇

「長遠來看，我們塑造自己的人生，也塑造我們自己。除非我們離世，否則這個過程絕不會結束。我們所做出的選擇，終究是要由自己承擔。」

——前美國第一夫人愛蓮娜・羅斯福（Eleanor Roosevelt）

讀到這裡，想必你已經相當清楚過動症是如何影響孩子的生活，也了解到冷靜、連結、溝通、合作、規則清楚、標準一致，以及後果等這些元素非常重要。既然如此，現在就讓我們進入最後一個課題：選擇。簡單來說，父母該給孩子怎樣的選擇？父母又該如何處理孩子做出的選擇？選擇，就是我們的最後一塊拼圖（見圖 8.1）。

截至目前為止，我已經勾勒出一系列具體且合理的步驟，一步一步指導父母如何積極主動且清楚地跟孩子說明自己的界線和期待，並確保自己標準一致。我也討論過，父母該如何有效地與孩子溝通合作，才能確保雙方的想法都獲得傾聽和理解。最後我也提到要是孩子不遵守家庭規則，父母該如何因應。

此外，上一章我介紹了一些「後果」，父母可以用於學校或其他由其主導的義務活動（宗教禮拜、學習樂器、運動等）中，幫助孩子了解這些困難會帶來什麼影響。舉例來說，不少過動兒即便是初期學習環境較輕

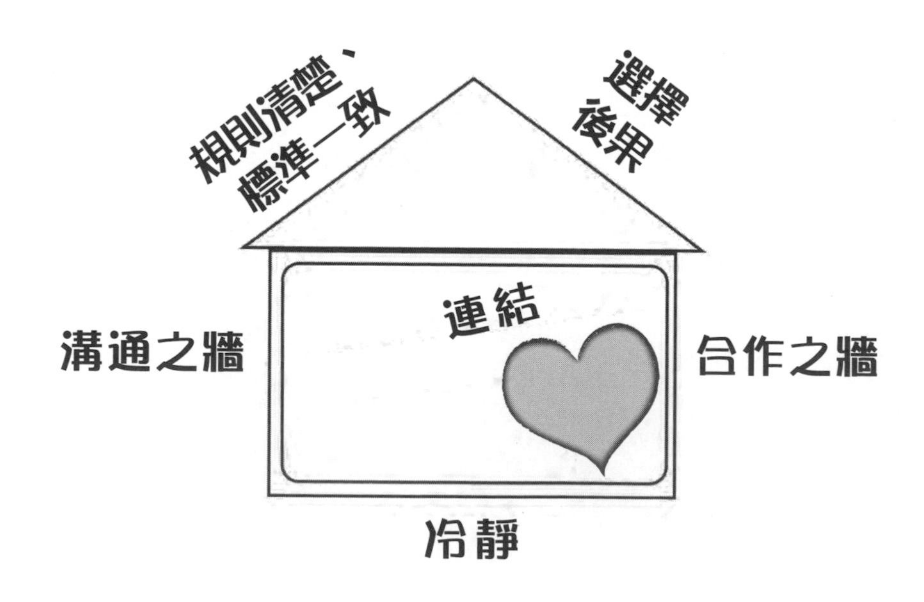

圖 8.1　房子的屋頂——選擇

鬆，依然時常覺得學校課業過於困難、帶來太多壓力，而這些挫折感會慢慢滲入生活的其他環節中，變成許多家庭壓力的來源。

容我不厭其煩地再次提醒：「孩子如果有能力，就會做得好。」他們所面臨的挑戰是真實存在的，而且會嚴重影響其學習狀況。對執行功能有缺損的過動兒來說，師長如果能多加指引方向、協助規劃，並適時關心，除了培養孩子的執行功能技巧，成為做事高手之外，其實說到底，這本來就是根本的教育之道，無論如何都應該做到。值得慶幸的是，不少學校對此有深刻了解，因此會盡量提供過動症孩子適當的協助，但遺憾的是，許多孩子還是被迫要盡其所能「融入環境」，並且需要達到與他人一樣的標準。這件事荒謬至極，讓我不禁想起小時候上體育課的情形。有一次，體育老師想要教我們怎麼握網球拍，還有如何順利擊球。動作講解完後，他丟下了一句：「如果你是左撇子的話，顛倒過來做就好了啦。」這句話背後的邏輯，我至今無法理解。

父母必須為孩子發聲

孩子在學校是否得到應有的協助，有時候不好判斷。因此，我鼓勵所有家長盡可能去了解一下，學校和校外機構提供了哪些適當的協助，來幫助孩子成功。正如金鑰 1 一章所言，我們目前對過動症和執行功能缺損的認識，多來自過去十年來的研究。許多優秀教職人員雖然一心想要幫忙，但知識實在不足。因此，我去學校講課或是提供諮詢服務時，多數教師只要多知道一些有用的相關策略和知識，就會顯得高興不已。

如果孩子沒有得到應有的幫助，這裡有一些可以採取的行動：

- 找一本記事本，詳細寫下自己的觀察和擔心的理由。舉例來說，寫下孩子花了多長時間才不情願地去做功課、多常忘記和亂放自己的東西、多常沒有記下當天的聯絡簿、多常搞不懂作業到底要寫什麼，甚至是他寫作業碰上的困難也可以一併記下。如果孩子告訴過父母自己上課遇到的挑戰，也可以記下來。

- 要是懷疑孩子有學習障礙或過動症，但還未確診，可以請學校代為評估或是求助特殊教育機構。
- 市面上有許多資源，例如本書，都是希望提供讀者和使用者有用的教育方法、工具和策略。要是其中有適合孩子的方法，請設法推薦給老師知道，但要記得保持禮貌和尊重的態度。要順利讓老師聽進你的建言，這裡提供一些策略：
  - ❐ 首先從個人的角度出發，簡述孩子所遇到的障礙。除了提到他的鑑定結果，還可以找些較為軟性的話題來說。例如，孩子怎樣學習最有效率？什麼事物會促使他前進？什麼事物又會刺激到他？過去有哪些教育方法頗見成效？
  - ❐ 強調隱私和謹慎小心的重要，並跟老師聊聊平常孩子不聽話或搗亂時，他都是如何處理。這時若有其他想法或建議，不妨也與老師分享一下。
  - ❐ 跟老師討論看看，如果事情開始脫序時，他該怎麼跟孩子攜手合作。可以的話，不妨讓孩子也參與討論。最後記得強調，最終目標不是「懲罰」，而是要解決問題及培養孩子的技能。

找老師聊聊的時候，請別忘了：眼前這個人，每一個上學日都要跟孩子相處。不僅如此，他除了得管教和協助你的孩子，還得照顧整個班級的學生，所以多少保有一些同理心。就算你私下認為老師不夠認真，跟他討論孩子的事情時，還是要假定「他是願意幫忙的」，並且尊重其看法。有時候，老師雖然樂意幫忙，但或許不知道該怎麼做，甚至無意間出現一些傷害孩子的行為，讓孩子感到挫折疏離。有鑑於此，要是特定教師的行為，屢屢讓父母感覺自己尋求合作的心力遭到忽略，或許就是時候該謀求輔導老師或校長的協助了。

如果孩子強烈抗拒他人的協助，怎麼辦？

如果孩子不斷拒父母或他人的援手於千里之外，應該要設法找出背後的原因。如前一章所言，父母除了確認孩子所接受的課程內容是否合宜，也要看看他是否憂鬱及焦慮纏身，才屢屢想要推開這些額外加諸的壓力。

談談課程內容和課外活動

在美國，申請大學的競爭日益激烈，各高中迫於壓力也必須端出一系列進階課程供學生修習。孩子身上的負擔日益沉重，越來越多人受到來自父母、同儕，甚至是校方的壓力，紛紛考慮選修大學先修課程（Advanced Placement, AP）或是國際文憑（International Baccalaureate, IB）課程。不僅如此，許多孩子為了湊出漂亮的履歷，也前仆後繼地想參與各式課外活動。

當然，這些課程和課外活動，對某些孩子來說相當適合，但其他孩子（不論有沒有過動症）可能就會力有未逮了。這種強度的壓力會帶來他們身心發展上的問題，因為本該拿來運動、睡眠，還有與家人朋友相處的珍貴時間，通通被占用掉。更遑論孩子的學習狀況了，任誰都知道壓力會帶來什麼樣的影響。

除此之外，過動症的孩子和其家長必須知道一件事，有時孩子雖然智力上足以應付前述的進階課程，但別忘了他還需要時間讀書及寫各種作業，否則可能會跟不上進度，甚至反而荒廢了一般課程和其他責任。請記住，這些都是孩子珍貴的成長過程。況且，就算不去上先修課程，其實還是有許多提供高中畢業生進修和大學生修習的特別課程，家長應該要多加留意。畢竟，目標不是只讓孩子進到學業的下一階段就好了，還要讓他得以成長茁壯。對過動症的孩子而言，某些先修課程很可能會占去他們太多時間，以至於無法於當前生活的許多面向中獲取成就。若有家長或老師不太理解這個概念的話，我常以這個比喻作解釋：

假設你現在只有 100 元（代表可供運用的時間），而且要分配到各學科的分數上。考量到你所耗費的心力與時間，如果想拿到 B+ 或更高的成績，就必須於每個科目上花費以下的數目：

數學：20 元

社會先修課程：40 元（閱讀太過艱澀）

自然：10 元（你的最愛）

西文：30 元

英文：20 元

顯而易見，如果孩子有更多的資金（更多時間），他或許能順利通過所有的學科。但是，為了擠出更多時間，孩子常常得犧牲自己睡眠、用餐、運動及其他有益身心發展活動的時間。因此，親子雙方都應有此認知，才能訂下合理的目標。

除了那些拒絕援手的孩子之外，其實如我在金鑰 2 所言，還有些孩子就像「仙人掌花」一樣，總是按照自己的步調開花，沒人催得動他們。我協助過許多這樣的孩子，他們雖然年紀和見識還未成熟，但已經下定決心要走出自己的道路，自己做決定，並以自己的方式學習人生的課題。他們是冒險者、拓荒者，也是我口中那群「脾氣倔強固執的孩子」。這些孩子會不斷測試父母的直覺和決心。有時，他們的抉擇甚至會讓父母頻頻搖頭，滿心疑惑為何孩子身旁明明就有這麼多願意幫助他的人，他卻偏要選擇艱難的道路。不過，面對這類型的孩子，父母有時需要抗拒自己的直覺，盡可能收手不管，尤其是當他們年歲漸大時更是如此。但話說回來，這不免又會讓家長陷入同樣左右為難的情境：「要是我什麼都不管……他有可能會失敗啊！」

一群「脾氣倔強固執」孩子的故事

1998 年，蘋果公司（Apple）推出名為「不同凡想」（*Think Different*）的廣告。廣告中出現許多各領域的佼佼者，其中多人是眾所皆知或極有可能的過動症患者，像是泰德．透納（Ted Turner，CNN 創辦人）、理察．布蘭森爵士（Sir Richard Branson，英國維珍集團執行長）、吉姆．亨森（Jim Henson，著名木偶師）和愛因斯坦（Albert Einstein，著名物理學家）。他們出現時，字幕同時打上了以下文字：

向這群瘋狂的人致敬，
他們特立獨行，
他們天生反骨，
他們惹是生非，
他們格格不入，
他們不同凡人，
他們不墨守成規，
他們也不安於現狀。

你可以擁護他們、反對他們、讚揚他們，或是詆毀他們。
但你唯獨不能漠視他們。

因為他們改變了世界，
他們推著人類前進。
有人視他們為狂人，我們卻視他們為天才。

因為瘋狂到認為自己可以改變世界的人，
往往都是真正可以改變世界的人。

現在，在深入探討該如何因應那些拒絕父母援手的孩子前，我想先回頭談談父母的角色和目標。

為人父母，我們的角色是什麼？

儘管人人都希望自己的孩子快快樂樂，事事順心，但誰都知道這並非我們所能掌控的事情。然而為人父母，我們還是可以盡量給孩子各式機會，並提供需要的工具、策略和協助，讓他們得以發展自己的執行功能技巧。除此之外，我們也可以適時讚美孩子（別忘了「稱讚的三大步驟」），指出他們的表現哪裡優秀，並且肯定其價值，藉此建立他們的自我感和信心。記住，告訴孩子自己欣賞他什麼部分是威力強大的增強機制，但千萬別單單讚美孩子的行為而已。舉例來說，如果父母跟孩子說：「哇，你真的很積極地在研究老車耶，我欣賞你這份熱情。」這樣比單純稱讚他的行為本身，更會讓他覺得自己的興趣受到重視，自己的毅力和求知慾得到肯定。更有甚者，或許還會助其找出方法，將這些特質用於其他挑戰和機會上。

我期許所有家長能夠保持耐性，並維持一顆包容的心。比起一般孩子，過動兒學習如何內化執行功能技巧時，更需要父母介入作他們的左右手。面對這些孩子，父母要投入多一些時間陪伴和管教，有時手段也要更為細膩。除此之外，幫孩子打好基礎後，別太急著就縮手不管，要設法找到一個適切的位置來從旁協助。不要去評斷孩子，也不要鎮日碎碎念。辛勤指導孩子及放手讓他自行嘗試之際，也別忘了多留意孩子日益成長的自我價值感和自信心。

有時，父母不需要真的提供協助，也可以讓孩子有受到支持的感覺。舉例來說，家長在介入幫忙孩子前，不妨先問問：「需要幫忙嗎？」如果是進入青春期的孩子，雖然他們常常百般不願父母介入，但偶爾還是會無意間說出內心話，因此，不妨先問問看：「需要我提供一些意見嗎？還是你只是需要分享或發洩一下？」諸如此類的問句，一方面可以讓孩子於當下表達他們希望父母扮演什麼角色，另一方面也讓親子間的連結得以維繫。

另外，親子雙方合作解決問題時，請不要忘記，有時就算孩子的建議難稱完善，只要雙方在討論的過程中有充分溝通，孩子覺得自己有發聲的機會，而且意見受到重視，那麼就讓他去試試看吧。畢竟，讓孩子看看自己想法會帶來怎樣的影響，還是多少有其助益。

記住，我們真正的目標在於培養孩子自我管控和自我激勵的能力。「活在當下」或許困難，但無論如何都要盡力做到。孩子的進步有時不會立即顯現，但他們確實會進步！現在這個時刻，是要撒下種子，並且盡量不要因為孩子不聽話而患得患失。如馬克・吐溫（Mark Twain）所言：「十四歲時，我覺得父親愚昧無知到了極點，他在我身旁一秒我都覺得難受；二十一歲時，我卻忽然發現他這七年來聰明了不少！」

另外要銘記在心的是，孩子不只是需要學科知識，他還得同時塑造對自己的期待和看法，找出追求成就的動力。的確，學業誠可貴，但孩子若是可以找出並肯定自己的價值，信任世間真有關心支持他的人存在，並且保有樂觀的態度，相信對他的未來會是更重要的事。

如果我縮手不管，他可能會失敗啊！

這是許多家長心頭上最大的憂慮，也是碰過最大的困難。無論如何嘗試引導和協助孩子，有時他們就是會拒絕到底。因此，許多家長不免會想：「我是該加強管教，確保他做到該做的事？還是我該放手讓他冒冒看失敗的風險？甚至讓他可能無法發揮自己的潛能？」針對這個議題，有幾個值得思考的點：

- 失敗？哪方面失敗？別忘了，作為學生，孩子要學習的事物非常之多。學業當然重要，但不能只顧學業，而忽略了孩子所面臨的其他挑戰。父母及孩子都必須在這之中找出平衡點。
- 這是誰的計畫？不論家長同意與否，都無法否認一件事，那就是孩子必須有學習意願，才會有良好的學習成果。我有一次在路上，看到有部車上貼了張貼紙，上面寫著：「他們可以送我上大學，但他們不能逼我思考！」記住，父母能掌控的只有外部的選項，但管不到孩子內在的選擇。

- 孩子真的失敗了嗎？還是說他只是沒有符合旁人的期望而已？

許多時候，家長只在乎自己所認為重要的事情，而忽略了孩子要達到目標需要犧牲多少，也忽略了這些犧牲會如何影響他們的生活和身心發展。又有些時候，父母太過於執著在孩子說自己想完成的目標上，或是太過憂慮孩子會因為現在錯失一兩個機會，而致使前途一片黑暗。

假如孩子的效率不如預期，父母要避免讓自己的擔憂演變成彼此情緒的戰場，否則只會致使問題行為滋生或惡化。換言之，就長期而言，發怒和一味祭出懲罰，不但無法增加孩子的動機，反而可能使他們拒絕回應，進一步導致問題益發嚴重。回顧一下，孩子的動機包含：

- 自主：孩子想要獨立作主，掌握自己的行為。
- 專精：孩子想要改進缺點，有所進步。
- 目的：孩子想要為某項遠大的目標做出貢獻，找到生命的意義和目的，察覺到自己的存在有其意義。

我在此鼓勵所有家長，如果察覺到親子間有權力拉鋸的情事出現，請務必正視其存在。家長必須扮演好「家長」的角色，陪伴在孩子身旁，確保他安全無虞、行為適宜，不至於出現偏差行為。陪伴的重點在於轉移焦點，創造及保持冷靜的環境，並重建親子間的連結。如前面所述，我們的「房屋」若要維持穩固，必然少不了「冷靜」這項元素。沒有冷靜，就沒有學習！不管是學業上的學習、社交上的學習，還是情緒上的學習，都將不會出現。

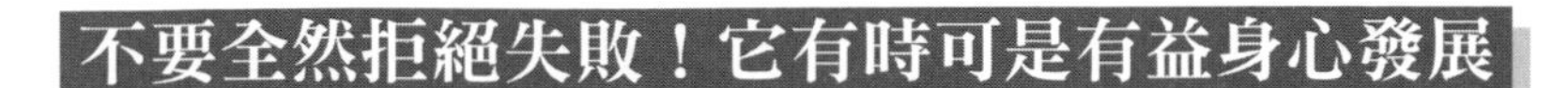

不要全然拒絕失敗！它有時可是有益身心發展

話說回來，生命中許多寶貴的教訓，其實都是人們從失敗中所汲取。然而，要想體驗這些教訓，還得先有選擇的自由。選擇就是力量：

- 選擇——代表你有自由意志。
- 選擇——代表你有影響結果的機會。
- 選擇——代表你可以負起責任。
- 選擇——代表有成功的機會，也有失敗的可能。

若是碰上了滿心只想父母離得越遠越好的孩子，尤其是正值青春期的孩子，有幾種不同的應對方式。然而，無論是哪種方式，充分傾聽、理解溝通彼此的想法，都是相當重要。可以的話，不妨研擬一份書面協議，其中列出父母給予自由的前提和規則，並約定何年何月何日要一起來回顧、評估這份協議。

另外，不妨捫心自問，如果孩子希望得到一些自由的空間，好去探索自己的能力，找出其動力和天職所在，你真的願意給嗎？你願意給多少？是否有其限制和極限？如果是這樣的話，這個限制為何？這個極限到哪？無論如何，父母終究要讓孩子知道他是自己的主人，正如威廉・亨利（William Ernest Henley）的著名詩作〈打不倒的勇者〉（Invictus），最後兩句寫道：「我是我命運的主人，我是我心靈的統帥。」（I am the Master of my fate: I am the Captain of my soul.）

父母放手給孩子自由時，有幾個值得考慮的重點：

- 如果孩子需要直接協助，父母該怎麼辦？請銘記在心，對過動兒來說，除非事情迫在眉睫，否則他們很少真的將注意力放在該做的事情上面。他們的時間感就是「既是現在……又不是現在」，還記得吧？所以，就算知道孩子有份報告三天後要交了，而他現在卻連一句話都還沒寫，先稍安勿躁。別忘了是他自己說要負責規劃，並將其付諸執行的，現在這就是他的責任，或者說，學習的機會。即便家長心裡很焦慮，但這些事情只要孩子事前妥善規劃，就有能力做到，實在沒必要堅持自己熬夜陪他做，或是耗費精力幫他完成。當然，這並不表示父母不願伸出援手，但孩子的要求總得合情合理。只要家長能事先多討論一下這件事，就能更有效地增強孩子的執行功能技巧。

- 這份協議的效力會維持多久？剛開始的時候，為了讓親子間建立互信，或許可以訂下一段緩衝期（依孩子的年齡而有所不同，可能是幾星期、一路到學期中，甚至是到學期末）。父母的任務，在於讓孩子相信自己真的可以做決定，相信父母真的願意給他空間，去探索自己的能力，找出自己的動機和天職所在。當然，父母本身也要去相信孩子是真的很努力地想要進步。
- 別忘了約好時間來回顧這份協議，以便進行必要的調整。不僅如此，如果孩子在這段時間有所成長和進步，這也是認可及讚揚他的大好時機。父母還可以建議孩子用記點制度來追蹤自己的進步，或者是對自己好一些來作為獎勵。
- 記住，目標不只在於讓孩子證明自己可以拿到好成績，也是讓他學習如何成為大腦的執行長。要是他最終未能履行協議，問問看是什麼阻礙了他？他打算如何改變？他真心願意改變嗎？別忘了要先採取「協同問題解決」的溝通方式，如果不見成效，再考慮施展父母權威、處以懲戒。
- 試想看看，有沒有一種失敗的情況，會迫使父母不得不介入？每位家長都有自己的容忍限度，如果孩子屢屢達不到期待，他們便會忍不住插手干預。不過，孩子面臨重責大任時，其實本身也有一定的容忍限度，如果超出該範圍，他會很難做出必要的調整。
- 合作過程中，請孩子替每堂課都訂下「理想」和「實際可達成」的學期成績目標。除此之外，雙方也可以討論一下，要是孩子拿到了怎樣的分數，就得接受父母介入，並檢討原先設下的目標。例如，對孩子來說，數學科的理想成績可能是A。若是付出合理的心力，則應該十拿九穩可以拿到B。這時，家長不妨暫且將門檻設在C，並視實際情況如何，再決定要不要插手干預。

- 有必要的話，還可以尋求管道去了解孩子的成績和表現，是否維持一定水準。適當的話，不妨也告知老師親子協議的內容，除了讓老師知道有這項計畫的存在，也讓他知道父母容許孩子有調整、犯錯的空間。
- 不妨詢問孩子，願不願意尋求過動症輔導員（ADHD coach）的協助（相關訊息請見附錄一）。輔導員的任務在於支持、協助孩子，並不以執行父母的計畫為首要之務，他們不太為親子間的情感糾葛所羈絆，因此更能有效地幫助孩子學習各種技巧，並增進他們對自身的了解。換言之，輔導員是要傳授孩子適當的策略，教導他如何處理生活中的大小任務，而不是父母的眼線。為了最大化效果，輔導員必須明確地和孩子站在同一陣線，並建立互信。可以的話，不妨請孩子固定向輔導員報告自己的狀況，但要是沒有經過他的允許，就算是成績掉到父母應該介入的地步，輔導員也絕不會主動轉告。當然，假設成績當真不妙，輔導員還是應該建議孩子，自己開口跟父母說會比較好。

選擇的自由

一個人若是擁有選擇的自由，並得以為自己所做的事負責，自然而然就會建立起自尊和自信。同理，如果父母願意給孩子空間自己做抉擇，無論結果如何，都避免羞辱、責怪或是批評，那麼就算失敗跌倒，也將會是他們成長的養分。只要孩子能逐漸掌握自己的抉擇和命運，並且不擔心犯錯，成長和自信就會隨之而來，也更能順應自己的天賦和熱情發展。

讓孩子知道什麼是「有意識的失敗」（conscious failure）吧：

有意識的失敗，意指一個人深知自己的行為帶有怎樣的風險，但還是決定放手一搏。即便最後失敗，仍然勇敢地踏出舒適圈，並為行為扛起責任。

多麼有力量、多麼勇敢的行為！若非對自己有充分的信心，不可能做出這樣的事，多麼令人欽佩！

成功的方程式包含了縝密的計畫、妥善的策略、不間斷的努力、毅力、積極進取的心，以及不畏失敗的態度。當然，父母願意支持，並保持一定程度的同理心和耐心，也相當重要。

有人說過：「重點不是你遇到了什麼挑戰，而是你當下做了什麼選擇。」如果孩子真的犯了錯或是遇到挫折，重點是下一步該怎麼做。別浪費時間去講些大道理，或是不厭其煩地說「我早說過了吧」。畢竟，孩子經歷了失敗已經很痛苦，實在不必別人一再提醒。

不過，要是孩子真的對學校的事情不屑一顧，該怎麼辦呢？

假設孩子真的不在乎學校，比較好的做法，或許是要讓他坦誠面對這件事，免得他整天還得東騙西騙，逃這個避那個的，沒辦法保存精力給真正重要的事情，並至少取得某種程度的成就感。除此之外，父母也要設法帶領孩子，去學著愛上「學習」這件事，而不是討厭學校的一切。孩子需要知道，就算碰上了不感興趣的科目，還是要想辦法去學習。「學習如何學習」，畢竟是很重要的人生課題。

如果孩子有熱愛的興趣或喜好，並且表現出終身學習和投入的意願，家長或許可以考慮讓他先把精力投注在該項興趣及雙方共同選出來的一或兩個學校科目上，並暫時降低自己對其他科目的期待和標準。馬克・吐溫說過：「我從不讓學校教育耽誤了我自己的教育！」大概就是這個意思。

學校的教育，目標在於培養孩子成為各項領域的專家，但在現實生活中，一個人只要擁有良好的知識基礎和生活技能，多少還是找得到與興趣領域及能力相符的工作。孩子要視自己為具有多重面向的個體，而不僅有

「學生」這個身分而已。

對這些過動兒來說，學校生活真的是困難極了！父母要設法讓他們相信，他們在生活的其他方面會大放異彩！

著名的失敗案例

歷史上許多名人都曾經歷過人生的大起大落。如果需要一些激勵和安慰的話，這裡提供幾則絕佳的例子：

英國搖滾天團**披頭四**（The Beatles），曾經遭到迪卡唱片公司（Decca Records）唱衰說沒有未來，原因是他們認為彈吉他的樂團已經「走到窮途末路了」。

籃球之神**麥可．喬丹**（Michael Jordan）高中時被校隊剔除，但之後跟芝加哥公牛隊（Chicago Bulls）一共贏得了六次 NBA 總冠軍。

發明燈泡的**愛迪生**小時候被認為資質不佳，早早便休學回家，由母親負責他的教育。

你還好嗎？

有些來找我諮詢孩子問題的家長，其實需要正視現實，他們自身的焦慮感和滿腔對孩子的期待，已經大大影響了「自己的孩子就要好好教養」的信念。不過，如果你是這樣的家長，你並不孤單。

- 除了「父母」的身分，請別忘了生命中還有其他重要的面向。參考下文的「生命之輪」，看看還有哪些事情值得你投入心力，費心經營。
- 照顧好自己的身體，充分睡眠，多做運動，並攝取充足的養分。
- 別忽略了跟另一半的關係，也別忘了朋友，請投入足夠的時間和心力來維繫這些關係，別讓自己需要支持時卻是孤立無援。

- 多認識其他家有過動兒的家長，分享彼此遇到的困難，給予彼此需要的支持。
- 不妨跟孩子坦承自己的掙扎，但用字遣詞要小心謹慎，要表明自己對他未來的成長和未來有信心。「要抽手不管真的很不容易，你想想，畢竟我都當『媽』這麼多年了，但我有注意到你在進步，我會習慣這些改變。真的，我很努力適應了。」

許多家長常覺得「現在這個時間點，我不能放手讓他失敗！風險太大了」。舉例來說：

- 孩子三年級時，父母會說：「我不能放手讓他失敗！三年級是重要的轉折點，孩子這時要開始認真讀書！」
- 孩子六年級時，父母會說：「如果我現在縮手不管，他不但會失敗，而且還會自信低落！升上中學後，他可是要面對更多的挑戰！」
- 孩子九年級時，父母會說：「高中是全新的開始，現在的成績對未來申請大學太重要了！」
- 孩子十一年級時，父母會說：「這是最後的關鍵時刻！要是再不把成績拉起來，他可就進不了好大學了！」

說實話，今日的社會面臨了一項極其嚴重的問題，而且情況越來越糟，那就是有些孩子高中時成績斐然，但到了大學卻變得什麼都不對勁。許多面臨這樣問題的家長或年輕大學生，困惑及挫折之餘，都曾打過電話向我諮詢。對家長來說，他們實在沒想過自己的孩子竟然會需要留校察看，因此顯得既驚訝又沮喪；對孩子而言，別人認為上了大學的他們，就等於是成熟獨立的成人，但看看許多例子就知道，他們雖然已經是大學生，但其實可能還沒有準備好，要獨自面對種種挑戰，自然到處碰壁。

每次舉辦工作坊，我都會給參加的家長看一段影片，講述的是一隻會衝浪的狗「跳跳」（Ricochet）[1]。跳跳從小就接受專門訓練，未來要陪伴照顧身有殘疾的人，但隨著越長越大，她漸漸克制不了自己「追逐鳥兒的天性」。這樣的性格，很容易讓主人身陷危險，因此訓練機構發現她衝浪的天分後，便決定將其「解雇」，讓她去陪伴病童從事水上活動。在我看來，跳跳就像是隻有過動症的狗，她的訓練員花了好幾個月的時間，試圖將她變成另一個模樣，但最終還是只能放手讓她走自己的路。在影片中，她的訓練員說：

> 我當時非常失望。不過，與其滿心想著「她做不到什麼」，不如看看「她做得到什麼」。她會衝浪！一踏上衝浪板，她就像是變了條狗一樣……看起來開心極了，而且全神貫注。一旦我不再要求她成為我想像中的模樣，放手讓她做自己後，她整個都大放光彩了！她生來就是如此，她生來就是完美的，我為她感到非常、非常高興。

如果孩子不去學習必要的生活技巧，平衡生活中的各個面向（諸如讀書、社交、預算分配、洗衣服、準時起床、睡眠充分等），或是不去發展屬於自己的一套紀律和策略，他們常常會淹沒在壓力的大海中，最終只有滅頂一途。所以說，何時才應該讓孩子去冒冒看失敗的風險？何時才應該讓他自己去做做看決定？我會說，無論何時，父母都還是應該要積極地幫助他們從錯誤中學習。看著跳跳的影片，耳邊傳來了泰勒・希克斯（Taylor Hicks）的歌聲〈我是否讓你驕傲？〉（Do I Make You Proud?）。

生命之輪

進行輔導時，我們常常會用一種叫做「生命之輪」（Wheel of Life）

1　欲知更多跳跳的故事，請見她的官網：www.surfdogricochet.com。

的輔助工具，用來具體呈現出生命中的各個面向，讓我們得以評估各區塊的滿意程度。這是個很簡單的工具，適用的範圍很廣泛，可以應付許多人生的挑戰，像是教養子女、職涯規劃、婚姻關係，甚至是為人子女等等。圖 8.2 和 8.3 是分別為孩子和家長所設計的生命之輪，各有兩個範例，可以依需求自行調整。如果希望促進親子間的溝通，了解孩子對哪些方面較有信心和感到滿意，哪些方面則覺得有待加強，需要爸媽支持引導，那麼生命之輪會是相當好用的工具。當然，過程中家長也可以看看，自己有沒有哪些方面不甚滿意，需要加強。

面對每一個生命之輪上的區塊，都要自問：「我滿不滿意？有多滿意或多不滿意？」生命之輪的中心是 0 分，意即「不甚滿意」；每一個區塊的外框邊緣則是 10 分，代表「非常滿意」。請幫每個區塊打分數，並依分數高低在該區塊內畫線，是直是彎都沒關係，最後連成一個新的外框。這個外框代表的就是專屬於你的「生命之輪」。試想，這個輪子要是實際存在，行駛在人生的道路上，會是一路順遂，還是顛簸不已呢？

一旦完成自己的生命之輪，就可以開始檢視需要加強的區塊，想想看該如何提升自己的滿意程度。當然，分數最低的區塊，並不表示就得優先

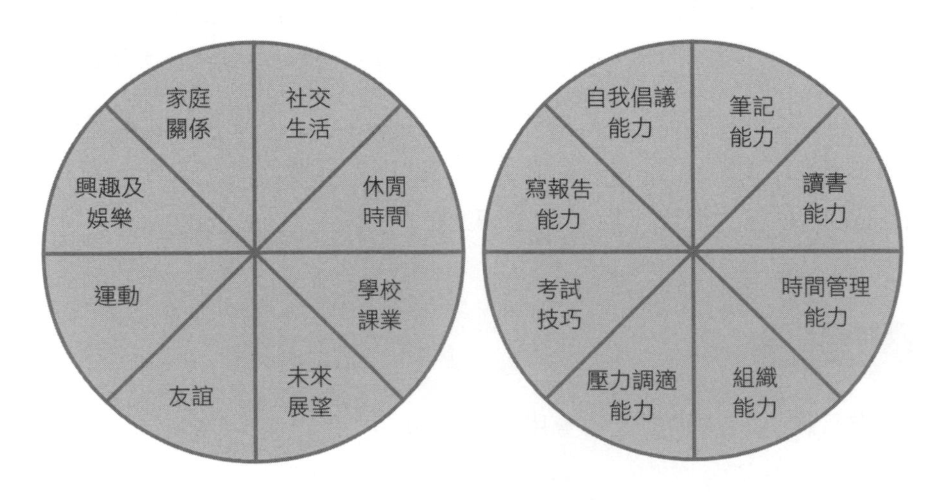

圖 8.2　孩子的生命之輪

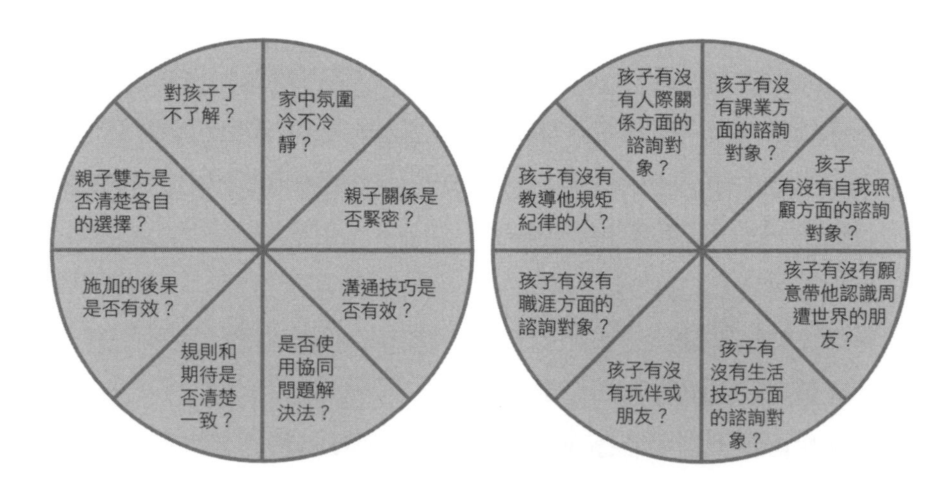

圖 8.3　家長的生命之輪

處理。畢竟，這些區塊環環相扣，只要提升了其中一塊的滿意程度，其他區塊也會跟著有所變化。那麼，滿意程度該如何提升呢？不妨問問自己，有哪件事情能為這個區塊帶來最大的影響？心中有底後，就堅持去做。不然，也可以直接訂下一個目標，並且按部就班地去完成。

最後的一些想法

讀到這裡，想必你的教養方式已經開始有所改變。你開始給孩子更多不同的想法、支持和機會，但請謹記在心，「改變」需要時間。正如孩子不是一夜之間就變得如此難搞，他也不會突然就變得循規蹈矩。不僅如此，有時只要父母以不同的方式回應孩子，或是宣告規則有所變化，他的行為甚至會有激化的傾向。這是因為孩子希望爸媽回心轉意，一切照舊，不要用他所不習慣和不熟悉的方式回應他。面對這種情形，不要忘了這一路上的「黑帶特訓」，也不要忘了有時就算雙方都竭盡所能，依然可能碰到一些難熬的時刻。然而，千萬別太過執著於這些時刻，不要留戀，就讓它們過去吧，重點應該放在那些可以翻轉情勢的工具和策略上面。

如果……

- 你確信自己為了讓孩子願意溝通，已經做了一切該做的事，包括告訴他你願意提供獎勵，而非懲罰，來鼓勵他說出自己的想法。然而，孩子卻仍舊不願合作。
- 你害怕暴力或破壞親子關係。
- 你懷疑孩子之所以會如此叛逆，背後是由於焦慮、憂慮作祟，或者是有吸毒或酒精的因素。
- 你相信親子之間若存在一名中間人，對促進雙方溝通和消弭歧見有幫助。

那麼，尋求專業輔導人員和治療師的協助，或許是條可行之道。當然，請務必確認對方受過專業訓練，並且對過動症瞭若指掌。如果有需要，本書最後也有一系列相關網站的清單，可供參考。

然而，時值今日，社會上還是有許多對於過動症的迷思和誤解，這些都有賴家長和孩子共同並肩對抗。有時候，過動症的孩子仍舊不免受人欺凌、為人排擠，而家長則常常必須費盡千辛萬苦才讓學校點頭，同意給他們的孩子應有的權利。如此不友善的氛圍，不免讓有些家長即便有迫切的需求，也不願去尋求他人的協助。正如 CNN 的知名主播安德森・庫柏（Anderson Cooper）於其部落格的出櫃宣言中所言（*The Dish*，2012 年 7 月 2 日）：

> 這個社會正變得更加包容，更注重人人平等，然而，唯有當人人都能真正展現自己的真實樣貌時，歷史的浪潮才會向前推進。我希望隨著大眾越來越有智慧，這個社會有朝一日將可以接納所有不同的人。

黑帶大挑戰！

一切的學習、重述與複習，都是為了確保你不只理解內容，而且還牢牢記在心裡，甚至已經內化成自己的一部分。因此，我強烈建議你花點時間完成這份複習小考，看看你記得多少內容，也看看你有多強的決心要做出改變（答案請見附錄四）。

1. 從 __________ 的角度出發。（金鑰 1）
2. 沒有__________，就沒有學習。（金鑰 2）
3. 有些孩子不會為 __________ 所激勵，只會被壓力壓垮。（金鑰2）
4. 我們控制不了 __________ 要做什麼，但能掌握 __________ 要做什麼。（金鑰 2）
5. 稱讚的三大步驟是：______________、________________、________________。（金鑰 3）
6. 道別羞辱、責怪和批評，改為用 __________、__________和__________ 的方式溝通。（金鑰 4）
7. 別讓孩子的行為往自己 __________ 去。（金鑰 4）
8. 拒絕孩子時，說話要 __________、語調要 __________、離開要__________ 。（金鑰 4）
9. 孩子如果有 __________ ，就會做得好，父母亦然。（金鑰 5）
10. 孩子會出現難搞行為，可能是因為 ______________ ，或是______________ 。（金鑰 5）
11. 要是孩子未能達到父母期望，父母可以採取哪三種方案？分別代表什麼意思？（金鑰 5）

    方案 _____ ：____________________________________

    方案 _____ ：____________________________________

    方案 _____ ：____________________________________

12. 協同問題解決方法的三大步驟是？（金鑰 5）

____

____

____

13. 要 ________，不要 ________。（金鑰 7）

14. 盡量讓標準 ________ ──自己的孩子就要 ________。（金鑰6）

15. 如果孩子要能負起責任，必須先 ________。（金鑰 6）

16. 面對孩子的負向行為，家長要先回顧 ________________，猜測 ________，給他一次 ________ 的機會，若孩子修正了行為和說話方式，再 ________________。（金鑰 7）

17. 父母只能提供資訊，但執行與否，還是要看 ________ 的抉擇。（金鑰 8）

18. 追根究柢，真正能決定自己快樂和成功與否的人，畢竟是 __________ 自己。（金鑰 8）

務必記得，過動症的核心問題，在於難以控管情緒和自身行為。如今，我們的房屋已然落成，你可以看到幫助孩子控管自己的情緒反應，修正自己的行為，可以帶來多大的正面幫助（見圖 8.4）。

一旦讀完並認同圖 8.5 證書的內容，且在下方簽下大名，你的黑帶特訓就算是告一段落了！千萬別忘了，這趟旅程中，你並不孤單。孩子的成長終究會到來，只是可能得花上久一點的時間。無論旅途多麼艱難，請你準備好面對這一切挑戰，盡力而為，並試著在旅程中發現樂趣。孩子永遠需要父母給他們一線希望，幫助他找出專屬自己的成功之道！

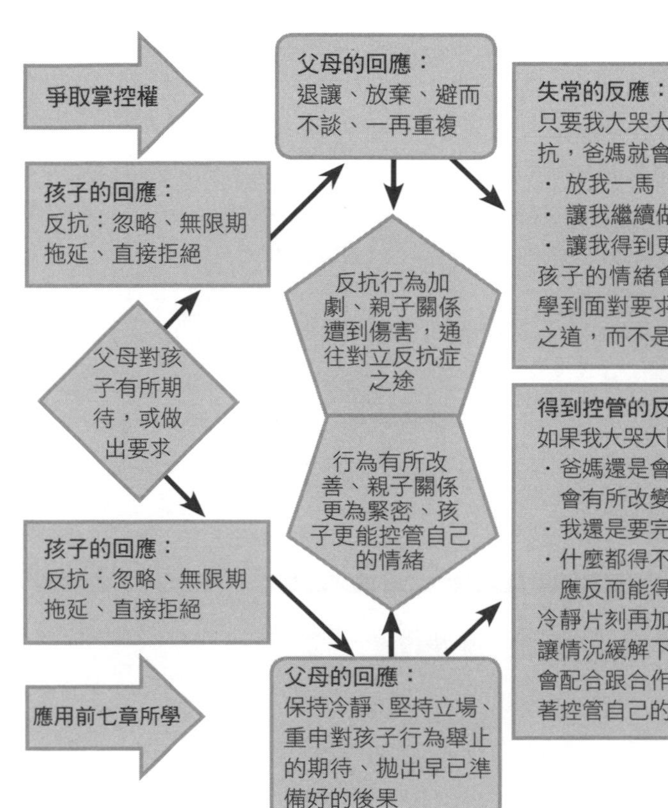

圖 8.4　通往「自我掌控」之路

黑帶證書

本人已閱畢及實際操作過本書內容，並熟悉以下能力：

一、必要之時，我知道該如何保持冷靜，也知道該如何調整情緒。

二、我會為孩子設下實際的目標和界線，並且絕少破例。

三、我知道如何跟孩子解釋「特權」和「權利」的差別。

四、我已經學會不去在意那些試圖激怒我的無聊言論和頂嘴。

五、我能夠先客觀地評估孩子是否準備好承擔責任，而非直接插手幫忙。

六、我能夠冷靜地說：「這是你的選擇！」不用多作解釋，並且也不會食言而肥。

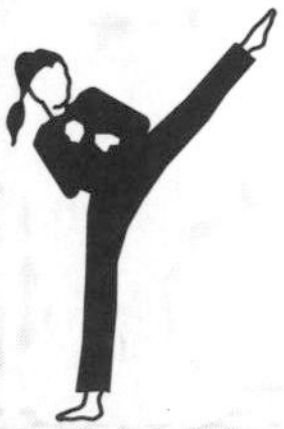

家長簽名 ________________　　日期 ____________

圖 8.5　黑帶證書

重要概念

- 要請孩子做事時，不論他是否有決定要不要接受的權力，父母都要自己先想清楚，再發號施令。
- 父母只能提供資訊，但執行與否，還是要看孩子的抉擇。
- 父母無法永遠掌控孩子的決定，但絕對可以掌控自己回應的態度和方式。
- 偶爾要給自己放放假，不要一心只煩惱著孩子的事情。
- 可能的話，家長要幫助孩子了解他所做的決定，但記得不要用羞辱、責怪和批評的方式。

- 一天當中，不妨大聲說出幾個自己所做的決定。
- 伸出援手之前，記得先問問看孩子願不願接受。

回家作業

1. 畫一間包含「冷靜」、「連結」、「溝通」、「合作」、「規則清楚，標準一致」、「後果」和「選擇」等元素的家。每當你覺得事情不順，就拿出來看看是哪些地方需要加強。
2. 接下來五個月的時間，每個月都要選一天出來複習每一章的「重要概念」，除了溫故知新，也提醒自己要堅持下去，才能帶給孩子與家人恆久的改變。

附錄一
過動症輔導員是什麼？

所謂的「輔導」（coaching），是一種行為導向的合作關係，目的是要幫助人們達成他們所希望看到的改變。過動症輔導（ADHD Coaching）想當然耳，就是專門解決過動症特別需求的輔導模式。一般來說，合格的過動症輔導員都有受過特別的訓練，不但相關知識豐富，也知道對於擁有過動症、執行功能缺陷及其他相關問題的人，什麼樣的治療方案最為有效。

許多相關機構、團體和專家，像是美國國家心理研究院（National Institute of Mental Health）、過動兒家長協會（Children and Adults with Attention Deficit Disorder, CHADD）、羅素．巴克禮博士（著有《過動兒父母完全指導手冊》，中文版由遠流出版社出版）和愛德華．哈洛威爾醫師（著有《分心不是我的錯：正確診療ADD，重建有計畫的生活方式》，中文版由遠流出版社出版），都認同「輔導」是幫助過動症患者不可或缺的一項方法。

附錄二
「個別化教育計畫」和「504 計畫」

如果孩子在學校時，因為過動症而困擾不已，家長或許會想看看有哪些服務和協助可供申請。有些協助可以在跟學校沒有正式協議的情況下申請，可以看看孩子是否符合其申請資格，以及是否會對他有所幫助。以下介紹兩項計畫：

504 計畫

「504 計畫」（504 Plan）是立基於 1973 年美國的《復健法》（Rehabilitation Act）504 條款的規範，其中明文禁止歧視身心障礙者。身心障礙的定義是擁有「實質限制一個或多個主要生活活動」的身體或精神損害，例如學習、說話、聽力、閱讀、寫作、注意力集中和自我照顧等。如果孩子在學校時，因為過動症而顯得適應不良，或許就有資格申請該計畫。504 計畫會為孩子詳列一系列的調整（accommodation）和修正（modification）建議，以助他跟同儕表現得一樣出色。

個別化教育計畫（IEP）

「個別化教育計畫」是由美國《特殊教育法》（Individuals with Disabilities Education Act, IDEA）授權的計畫，其中依孩子的家庭背景、興趣、學業成就和認知風格作綜合評估，並列出其教育目標和符合資格的相關協助服務、調整和修正措施。《特殊教育法》中有詳細區分各種身心障礙，「過動症」屬「其他健康損傷」（Other Health Impaired, OHI）。

更多這方面的資訊，請見以下網站：

CHADD（www.CHADD.org）

Wrightslaw（www.wrightslaw.com）

ADDitude Magazine（www.ADDitudemag.com）

附錄三
調整和修正

學校教育有許多不同的面向，這裡針對各個面向，提供一系列孩子可以從中受益的「調整」和「修正」建議。在某些情況中，孩子可以申請個別化教育計畫（IEP）和 504 計畫，由校方正式提供這些協助。然而，若孩子不符申請資格，家長依然可以挑出其中幾項，和教師討論看看是否能請他另外協助孩子。

增進表現及學習效果必備之工具和技巧

- 指導孩子如何有效且迅速地打字。
- 指導孩子如何使用電腦的圖形組織工具軟體（graphic organizer program）。
- 指導孩子如何有效率地追蹤功課進度。
- 指派給孩子一些短時間內要繳交的作業，訂立截止日期，藉此培養他規劃長期目標的能力。
- 提供孩子一個能夠主動繳交作業的系統。
- 指導孩子如何利用空白小卡或其他工具來協助自己找到需要的教材內容及減少分心因素。
- 指導孩子數種做筆記、念書和考試的策略，並從中找出最適合他自己的方法。
- 指導孩子使用計時器來幫助自己集中注意力及安排時間。

積極主動學習

- 提供課堂講義，幫助孩子上課時更加專注，也讓他回家後可以自行學習。
- 指派一名學習夥伴給孩子作為楷模，並藉由互相討論增進學習效果。
- 若孩子出現正向行為，應具體稱讚，培養其向上動力和正向心態。
- 依孩子的閱讀速率和理解能力，提供適當且刺激思考的讀物。適合的話，甚至不妨試試看有聲書。
- 遇到重點時，應加以強調。

工作記憶輔助

- 作業及功課提供清楚的書面說明。
- 若有需要，允許孩子使用計算機、數學公式表和規則表。
- 若進行中的活動或計畫步驟繁多，提供孩子視覺輔助教具。

組織能力

- 不同科目提供不同色碼的教材。
- 直接協助孩子培養整理課堂講義的能力，其中包括指導他如何同時管理不同科目的講義，以及教導他幾套適合家中和學校使用的教材記憶方法。

注意力和行為

- 替孩子安排適當的座位，將分心因素降到最低，並讓教師可以時時協助。
- 張貼班級公約和日程表，提醒孩子不要犯規，並協助他轉移到下一項任務上。
- 考量各種因素，設計合適的方法和信號，在孩子分心或是偏離學習軌道時予以提醒。

- 考量各種因素，設計合適的方法和信號，以便在不引人注目的情況下，或是需要較大動作的情境中，可以順利給孩子提醒。
- 要轉移到下一項任務前，應給予大量協助及提醒。

學習產出——考試與作業

- 讓孩子獨自應試，或是以小組方式進行。
- 允許孩子有較長的時間來寫作業和考試。
- 允許孩子考試時可以有幾次短暫的休息時間。
- 將考試的時間拉長至好幾節課。
- 若是完成作業或考試需要較長的時間，應於期間提供一些短期目標給孩子。
- 提供孩子一個獨立的小隔間，將分心因素降至最低。
- 提醒孩子檢查文法和拼字。
- 允許孩子使用文書處理軟體，除了提高速度，也避免字跡凌亂、難以理解。
- 允許孩子使用語音輸入軟體或其他可以呈現內容的軟體。
- 若孩子有需要，可以適當縮短作業長度。
- 孩子單獨做事時，可允許他聆聽白噪音（white noise）或是戴上耳機，以減少外在聲音的干擾。
- 提供孩子其他得以展現知識和技巧的測驗方法。
- 考試時，允許孩子直接將答案寫在試題卷上，而不是要畫答案卡。
- 可以的話，盡量減少給孩子需要手寫的作業和考試，也盡量不要有抄寫類的作業。

其他相關協助

- 調整課表：將需要最多心力的課程，留給孩子學習狀況最佳的時段。

- 師長互相合作，建立良好的溝通管道。
  - ❒ 教師要與孩子和家長進行溝通，說明自己為了幫助孩子能井然有序地做事，並且集中注意力在手邊的任務上，得以順利完成，做了哪些特別的安排。如此一來，家長也可以一同在家努力，延續和加強教師在學校所付出的心力。
  - ❒ 教師要與家長和孩子保持聯絡紀錄（例如筆記本或是電子郵件），其中要記錄所有的目標、進展和目前成效。
- 每四個月約談孩子一次，為未來的表現設下目標（不只是成績，也應包括行為、功課完成的狀況和作業品質）。如此一來，孩子便能適時增進努力，並改善表現。
- 分析孩子的成績，以檢視他在內容、文法和思考過程等項目上的表現。
- 依孩子的年齡，適當地與其討論學習上的挑戰對他有何影響。
- 教師應接受相關訓練和教育，以了解孩子的大致情形和面臨了哪些挑戰。

附錄四

「黑帶大挑戰」參考答案

1. 從 有所缺陷 的角度出發。(金鑰 1)
2. 沒有 冷靜 ，就沒有學習。(金鑰 2)
3. 有些孩子不會為 壓力 所激勵，只會被壓力壓垮。(金鑰 2)
4. 我們控制不了 別人 要做什麼，但能掌握 自己 要做什麼。(金鑰 2)
5. 稱讚的三大步驟是：注意到孩子正在做值得肯定的事、指出你所觀察到的行為，以及其中的價值、以溫暖來滋養：簡短地稱讚一下孩子，或是用肢體動作表示讚許。(金鑰 3)
6. 道別羞辱、責怪和批評，改為用 寬容 、 同理 和 支持 的方式溝通。(金鑰 4)
7. 別讓孩子的行為往自己 心裡 去。(金鑰 4)
8. 拒絕孩子時，說話要 簡短 、語調要 堅定 、離開要 果決 。(金鑰 4)
9. 孩子如果有 能力 ，就會做得好，父母亦然。(金鑰 5)
10. 孩子會出現難搞行為，可能是因為 有問題未能解決 ，或是 思考能力發展較為緩慢 。(金鑰 5)
11. 要是孩子未能達到父母期望，父母可以採取哪三種方案？分別代表什麼意思？(金鑰 5)

    方案 A：父母展示權威，迫使孩子達成期望、完成要求，不然便採取「必要措施」或是予以懲罰。

方案B：採取協同問題解決的方法，家長與孩子一起協力突破難關。

方案C：暫時丟開期待，讓孩子自行決定是否要遵守規則、完成要求。

12. 協同問題解決方法的三大步驟是？（金鑰5）

步驟一：同理與理解，了解孩子的想法和憂慮。

步驟二：確定問題！為人父母，你的擔憂和看法。

步驟三：親子同心，解決問題。

13. 要 溝通 ，不要 衝突 。（金鑰7）

14. 盡量讓標準 一致 ——自己的孩子就要 好好教養 。（金鑰6）

15. 如果孩子要能負起責任，必須先 能夠回應 。（金鑰6）

16. 面對孩子的負向行為，家長要先回顧 孩子當下說的話和做的事，猜測 背後隱含的情緒，給他一次 重來 的機會，若孩子修正了行為和說話方式，再 回應他的問題 。（金鑰7）

17. 父母只能提供資訊，但執行與否，還是要看 孩子 的抉擇。（金鑰8）

18. 追根究柢，真正能決定自己快樂和成功與否的人，畢竟是 孩子 自己。（金鑰8）

參考資源

現在網路上有不少過動症相關的網站，而市面上過動症的書籍也是多不勝數，有時候想要找尋正確且有用的資訊，就像在大海撈針一般，困難至極。因此，在此提供一些參考價值極高的網站、雜誌和書籍，希望能讓各位更了解過動症的大小事。

網站

➢ **過動症關懷月（ADHD Awareness Month）**

網址：www.adhdawareness.org

每年十月分，幾個知名的倡議團體，便會一同合作推廣過動症教育，希望喚起人們對過動症的關注。這就是他們的官方網站，裡頭資訊豐富，除了全年可用，另外還提供列印使用，方便分享給需要的人。

➢ **美國過動兒協會（Children and Adults with Attention-Deficit/Hyperactivity Disorder, CHADD）**

網址：www.chadd.org

美國過動兒協會為非營利組織，專門為過動症患者提供教育及支持，是國內首屈一指的相關組織。他們在世界各地設有分部，長期服務當地的成年過動症患者和父母。此外，協會每年固定舉辦一場學術研討會，所有人皆可參加。屆時，頂尖專家、廠商與受過動症所苦的人會齊聚，討論最新的研究和治療方法。

➢ **PTS 過動症輔導網站（PTS Coaching）**

網址：www.PTScoaching.com

這是我所經營的網站，提供符合家長、學生及教育工作者需求的文章和資訊。若找到適合且有用的資訊，歡迎列印分享給孩子日常來往的對象，增加他們對過動症的認識。

➢ **PTS 過動症輔導網站：臉書粉絲專頁（PTS Coaching Facebook Page）**

網址：https://www.facebook.com/PTSCoaching

我會固定在此分享最新的相關研究、文章和有用的資源。

➢ Think:Kids

網址：http://thinkkids.org/

孩子若出現難搞的行為或是適應不良，在此可找到有用的訓練及協助方法。這些方法都是以「協同問題解決」方法為基礎而設計，過去已有不少成功案例。

➢ **過動症輔導員組織（ADHD Coaches Organization）**

網址：http://www.adhdcoaches.org/

這個非營利組織的目的，主要是推廣過動症輔導員的概念，讓世界各地的人都能更了解這個職業。有相關需要的人，可以在此找到合格的輔導員。

➢ **美國國家過動症資源中心（National Resource Center on ADHD）**

網址：http://help4adhd.org/

這個資源中心其實是美國過動兒協會下的一個單位，主要提供過動症的相關知識、資訊和支持。

➢ **美國學習障礙協會（Learning Disabilities Association of America）**

網址：http://ldaamerica.org/

提供許多學習障礙的資訊，適合家長和教育工作者使用。

➢ **美國國家學習障礙中心（National Center for Learning Disabilities）**

網址：http://www.ncld.org/

同樣提供許多學習障礙的資訊，適合家長和教育工作者使用。

➢ **國際讀寫障礙協會（The International Dyslexia Association）**

網址：http://interdys.org/

提供大量資源給讀寫障礙者、家長和教育工作者。

➢ Wrights Law

網址：http://wrightslaw.com/

主要提供特殊教育法資訊，並倡導特教生權益。不論是家長、教育工作者、倡議者，抑或是律師，都能在此找到豐富的相關資源。

➢ 美國注意力缺陷症協會（Attention Deficit Disorder Association）

網址：https://add.org

該協會除了提供各式資訊，也幫忙引介工作機會，協助成年過動症患者有更好的人生。

雜誌

Additude 雜誌（http://www.additudemag.com/）

Attention 雜誌（http://www.chadd.org）：加入美國過動兒協會即可享有之會員福利。

書籍

中文書目

《父母怎樣跟孩子說話》（*Between Parent and Child*），Haim G. Ginot 著，張劍鳴譯，大地出版社出版。

《有話慢慢說——父母如何與青少年溝通》（*Between Parent and Teenage*），Haim G. Ginot 著，許麗美譯，心理出版社出版。

《問得好！換個問題，改變一生》（*Change Your Questions, Change Your Life*），Marilee Adams 著，陳正芬譯，商智文化出版。

《分心不是我的錯：正確診療 ADD，重建有計畫的生活方式》（*Driven To Distraction*），Edward Hallowell 著，丁凡譯，遠流出版公司出版。

《家有火爆小浪子》（*The Explosive Child: A New Approach for Understanding and Parenting Easily Frustrated, Chronically Inflexible Children*），Ross

Greene 著，林嘉倫譯，久周文化出版。

《讓鱷魚開口說人話：卡內基教你掌握「攻心溝通兵法」的 38 堂課》（*How to Win Friends and Influence People*），Dale Carnegie 著，袁敏琴譯，智言館出版。

《這樣玩，讓孩子更專注、更靈性：幫助你的孩子克服壓力，更快樂、更善良、更有同情心》（*The Mindful Child: How to Help Your Kid Manage Stress and Become Happier, Kinder, and More Compassionate*），Susan Kaiser Greenland 著，謝瑤玲譯，橡樹林出版社出版。

《與成功有約：高效能人士的七個習慣》（*The 7 Habits of Highly Effective People*），Stephen. R. Covey 著，顧淑馨譯，天下文化出版。

《人生就在眼前，你準備好了嗎？》（*Ready or Not Here Life Comes*），Mel Levine 著，呂翠華譯，心理出版社出版。

《聰明又過動，這樣教就對了！》（*Smart but Scattered*），Peg Dawson、Richard Guare 著，胡玉立、黃怡芳譯，野人文化出版。

英文書目

CHADD Educator's Manual（CHADD 出版）

Empowering Youth with ADHD: Your Guide to Coaching Adolescents and Young Adults for Coaches, Parents, and Professionals（Jodi Sleeper-Triplett 著）

Helping Your Anxious Child: A Step-by-Step Guide for Parents（Ronald Rapee, Ann Wignall D Psych, Susan Spence 和 Heidi Lyneham 著）

Life After High School: A Guide for Students With Disabilities and Their Families（Susan Yellin 和 Christina Cacioppo Bertsch 著）

The Motivation Breakthrough（Richard Lavoie 著）

Socially ADDept: Teaching Social Skills to Children with ADHD, LD, and Asperger's（Janet Z. Giler 著）

My Thirteenth Winter: A Memoir（Samantha Abeel 著）

Worry（Edward Hallowell 著）

給孩子的過動症科普讀物

中文書目

《注意力不足／過動症怎麼辦：及時煞車，化解威脅》（*Putting on the Brakes: Understanding and Taking Control of Your Add or ADHD*，Patricia O. Quinn、Judith M. Stern 著，陳信昭、王璇璣譯，書泉出版社出版。

《聰明在哪裡》（*A Walk in the Rain with a Brain*），Edward Hallowell 著，瀟碧譯，遠流出版公司出版。

英文書目

All Dogs have ADHD（Kathy Hoopmann 著）

Jimmy Racecar（J.B. Snyder 著）

My Brain Needs Glasses: Living with Hyperactivity（Annick Vincent 著）

My Friend the Troublemaker: Learning to Focus and Thriving with ADHD（Rifka Schonfeld 著）

A Smart Girl's Guide to Knowing What to Say (American Girl)（Patti Kelley Criswell 和 Angela Martini 著）

優良兒童讀物（主角群為過動症或讀寫障礙）

中文書目

《波西傑克森》系列（*Percy Jackson & the Olympians*），Rick Riordan 著，遠流出版公司出版。

英文書目

Hank Zipzer: The World's Greatest Underachiever（Henry Winkler 著）

參考文獻

Adams, M. G. (2009). *Change your questions, change your life: 10 powerful tools for life and work. San Francisco,* CA: Berrett-Koehler.

Barbaresi, W. J., Colligan, R. C., Weaver, A. L., Voigt, R. G., Killian, J. M., & Katusic, S. K. (2013). Mortality, ADHD, and psychosocial adversity in adults with childhood ADHD: A prospective study. *Pediatrics, 131*(4), 637-644. doi: 10.1542/peds.2012-2354

Barkley, R. A. (1990). *Attention-deficit hyperactivity disorder: A handbook for diagnosis and treatment*. New York: Guilford Press.

Barkley, R. A. (2000). *Taking charge of ADHD: The complete, authoritative guide for parents*. New York: Guilford Press.

Barkley, R. A. (2010). *Deficient Emotional Self-Regulation is a Core Component of ADHD: Evidence and Treatment Implications*.

Barkley, R. A., Edwards, G., & Robin, A. L. (1999). *Defiant teens: A clinician's manual for assessment and family intervention*. New York: Guilford Press.

Burke, J. D., Pardini, A., Lobber, R. (2008). Reciprocal relationships between parenting behavior and disruptive psychopathology from childhood through adolescence. *Journal of Abnormal Child Psychology, 36*(5), 679-692.

Bustamante, E. M. (2000). *Treating the disruptive adolescent: Finding the real child behind oppositional defiant disorders*. Northvale, NJ: Jason Aronson.

Covey, S. R. (1989). *The seven habits of highly effective people: Restoring the character ethic*. New York: Simon & Schuster.

CHADD National Conference, Atlanta, Nov. 12, 2010 Keynote presentation.

Dawson, P., & Guare, R. (2004). *Executive skills in children and adolescents: A practical guide to assessment and intervention*. New York: Guilford Press.

Dawson, P., & Guare, R. (2009). *Smart but scattered: The revolutionary "executive skills" approach to helping kids reach their potential*. New York: Guilford Press.

Diagnostic and statistical manual of mental disorders: DSM-5. (2013). Washington, DC: American Psychiatric Association.

Dweck, C. S. (2006). *Mindset: The new psychology of success*. New York: Random House.

Elia, J., Ambrosini, P., & Berrettini, W. (2008). ADHD characteristics: I. Concurrent co-morbidity patterns in children & adolescents. *Child and Adolescent Psychiatry and Mental Health*, *2*(1), 15. doi: 10.1186/1753-2000-2-15

Faber, A., & Mazlish, E. (1974). *Liberated parents/liberated children*. New York: Grosset & Dunlap.

Fowler, M. C., Barkley, R. A., Reeve, R., & Zentall, S. (1995). *CH. A.D.D. educators manual: An in-depth look at attention deficit disorders from an educational perspective: A project of the CH. A.D.D. National Education Committee*. Plantation, FL: CH. A.D.D.

Galinsky, E. (n.d.). Inside the teenage brain [Interview transcript]. Retrieved from http://www.pbs.org/wgbh/pages/frontline/shows/teenbrain/interviews/galinsky.html

Genomewide Association Studies: History, Rationale, and Prospects for Psychiatric Disorders. (2009). *American Journal of Psychiatry*, *166*(5), 540-556. doi: 10.1176/appi.ajp.2008.08091354

Ginott, H. G. (1969). *Between parent and teenager*. New York: Macmillan.

Giwerc, D. (2011). *Permission to proceed: The keys to creating a life of passion, purpose and possibility for adults with ADHD*. New York: ADD Coach Academy.

Glasser, H., & Easley, J. (1998). *Transforming the difficult child: The nurtured heart approach*. Tucson, AZ: Center for the Difficult Child Publications.

Glasser, W. (1998). *Choice theory: A new psychology of personal freedom*. New York: HarperCollins.

Greene, R. W. (1998). *The explosive child: A new approach for understanding and parenting easily frustrated, "chronically inflexible" children*. New York: HarperCollins.

Greenland, S. K. (2010). *The mindful child: How to help your kid manage stress and become happier, kinder, and more compassionate*. New York: Free Press.

Hallowell, E. M., & Ratey, J. J. (1995). *Driven to distraction: Recognizing and coping with attention deficit disorder from childhood through adulthood*. New York: Simon & Schuster.

Keirsey, D., & Bates, M. M. (1984). *Please understand me: Character & temperament types*. Del Mar, CA: Distributed by Prometheus Nemesis Book.

Lavoie, R. D. (2007). *The motivation breakthrough: 6 secrets to turning on the tuned-out child*. New York: Touchstone.

Learning Disabilities Association of America. (n.d.). Retrieved from http://ldaamerica.org/

Levine, M. D. (2005). *Ready or not, here life comes*. New York: Simon & Schuster.

McCann, C. (2012, January 26). New research on behavior and academic achievement in kindergarten. Retrieved from http://earlyed.newamerica.net/blogposts/2012/new_research_on_behavior_and_academic_achievement_in_kindergarten-62862

Minahan, J., & Rappaport, N. (2012). *The behavior code: A practical guide to understanding and teaching the most challenging students*. Cambridge, MA: Harvard Education Press.

Minahan, J., & Rappaport, N. (2012). *The behavior code: A practical guide to understanding and teaching the most challenging students*. Cambridge, MA: Harvard Education Press.

Mischke-Reeds, M. (2015). *8 keys to practicing mindfulness: Practical strategies for emotional health and well-being*. New York: Norton.

MTA Cooperative Group. (1999). A 14-month randomized clinical trial of treatment strategies for attention deficit hyperactivity disorder. *Archives of General Psychiatry*, *56*, 12.

National Resource Center on ADHD. (n.d.). Retrieved from http://help4adhd.org/

Nigg, J. T. (2006). *What causes ADHD?: Understanding what goes wrong and why*. New York: Guilford Press.

Pink, D. H. (2009). *Drive: The surprising truth about what motivates us*. New York, NY: Riverhead Books.

Ratey, J. J., & Hagerman, E. (2008). *Spark: The revolutionary new science of exercise and the brain*. New York: Little, Brown.

Rogers, C. R. (1961). *On becoming a person: A therapist's view of psychotherapy*. Boston: Houghton Mifflin Company.

Rosenberg, M. B. (2003). *Nonviolent communication: A language of life*. Encinitas, CA: PuddleDancer Press.

Sleeper-Triplett, J. (2010). *Empowering youth with ADHD: Your guide to coaching adolescents and young adults for coaches, parents, and professionals*. Plantation, FL: Specialty Press.

Think:Kids. "Collaborative Problem Solving." (n.d.). Retrieved from http://thinkkids.org/

Wolf, A. E. (1991). *Get out of my life, but first could you drive me and Cheryl to the mall?: A parent's guide to the new teenager.* New York: Noonday Press.

Ziegler Dendy, C. A., & Zeigler, A. (2003). *A bird's-eye view of life with ADD and ADHD: Advice from young survivors! A reference book for children and teenagers.* Cedar Bluff, AL: Cherish the Children.

國家圖書館出版品預行編目（CIP）資料

給過動兒父母的八把金鑰／辛蒂．戈德里奇（Cindy Goldrich）著；吳侑達、孟瑛如譯. - -初版. --
新北市：心理, 2017.11
面；　公分. --（障礙教育系列；63148）
譯自：8 Keys to parenting children with ADHD
ISBN 978-986-191-798-6（平裝）

1.注意力缺失　2.過動症　3.過動兒　4.親職教育

415.9894　　106020377

障礙教育系列 63148

給過動兒父母的八把金鑰

作　　者：辛蒂．戈德里奇（Cindy Goldrich）
譯　　者：吳侑達、孟瑛如
執行編輯：林汝穎
總 編 輯：林敬堯
發 行 人：洪有義
出 版 者：心理出版社股份有限公司
地　　址：231 新北市新店區光明街 288 號 7 樓
電　　話：(02) 29150566
傳　　真：(02) 29152928
郵撥帳號：19293172　心理出版社股份有限公司
網　　址：http://www.psy.com.tw
電子信箱：psychoco@ms15.hinet.net
駐美代表：Lisa Wu（lisawu99@optonline.net）
排 版 者：薛美惠
印 刷 者：竹陞印刷企業有限公司
初版一刷：2017 年 11 月
初版二刷：2020 年 5 月
I S B N：978-986-191-798-6
定　　價：新台幣 250 元